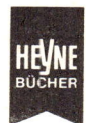

Liz Hodgkinson

DIE ALEXANDER-TECHNIK

Die natürliche Heilmethode,
um körperliche und seelische Dysbalancen auszugleichen

Deutsche Erstausgabe

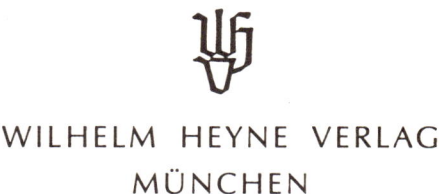

WILHELM HEYNE VERLAG
MÜNCHEN

HEYNE RATGEBER
08 / 9400

Aus dem Englischen übertragen
von Erna Tom

Titel der Originalausgabe:
THE ALEXANDER TECHNIQUE

Inhalt

In tiefer Dankbarkeit
Lilian Carpenter gewidmet

Einleitung

Im Laufe der letzten Jahre hat sich die Alexander-Technik zu einer der populärsten alternativen Therapieformen entwickelt, so daß sogar Spezialkliniken eingerichtet wurden. Aber Sie werden wissen wollen, wie diese Behandlung aussieht, wie sie funktioniert und aus welchem Grund sie so bekannt geworden ist.

Ich möchte mit der Beantwortung der letzten Frage beginnen, weil ich sie für die einfachste halte. Die Alexander-Technik erfreut sich deshalb so großer Beliebtheit, weil sie funktioniert – und sich im Laufe der Jahre bewährt hat. Vor fast 100 Jahren wurde sie von einem australischen Schauspieler namens Frederick Matthias Alexander begründet.

Die Alexander-Technik ist im Grunde genommen nichts weiter als eine Reihe von Körperbewegungen, die dazu dienen, Haltungsschäden zu korrigieren und den Körper wieder ›auszurichten‹, damit sich ein allgemeines Wohlbefinden einstellt, so wie dies von der Natur vorgesehen ist. Mit Hilfe der Technik kann bei zahlreichen geistigen, seelischen und körperlichen Leiden Abhilfe geschaffen werden. In den meisten Fällen findet sie dort Anwendung, wo herkömmliche medizinische Behandlung zu versagen scheint. Menschen suchen einen Alexander-Lehrer auf, wenn sie unter schlimmen Rückenschmerzen, Rheumatismus, Arthritis, Asthma oder Depressionen leiden – und nachdem sämtliche Therapieversuche der

Ärzte fehlschlugen. Der zugrunde liegende Gedanke der Alexander-Technik besagt, daß ein Mensch, der gelernt hat, seine Muskeln und Gelenke richtig zu ›gebrauchen‹, seinem Körper die Chance gibt, diverse Leiden, die durch falsche Bewegung entstanden sind, zu heilen. Die Technik ist deshalb so notwendig und weit verbreitet, weil viele von uns ihren Körper so lange – unbewußt – falsch bewegen, bis sich körperliche Leiden einstellen.

Die Folgen schlechter Angewohnheiten

Obwohl die Alexander-Technik in erster Linie eine Körpertherapie ist, hat sie kaum etwas gemeinsam mit Fitness-Training oder Entspannungsübungen. Vielmehr sollen schlechte Angewohnheiten, die sich vielleicht im Laufe von Jahren eingeschlichen haben und somit fast zur zweiten Natur geworden sind, ›verlernt‹ werden. Das Ziel der Alexander-Technik besteht darin, falsche Körperhaltungen und falsche Bewegungsabläufe des Muskelapparates durch richtige zu ersetzen. Ein erfahrener Alexander-Lehrer unterweist seine Schüler in diesem korrekten ›Gebrauch‹.

Alexander war davon überzeugt, daß die meisten menschlichen Leiden – auf geistiger, seelischer und körperlicher Ebene – durch das allmähliche und größtenteils unbewußte Erlernen falscher Gewohnheiten hervorgerufen werden. Als kleine Kinder, erklärte er, stehen, bewegen und verhalten wir uns richtig. Doch alle Kinder lernen durch Imitation, indem sie das Verhalten der Erwachsenen um sich herum nachahmen. Infolgedessen lernen sie, sich falsch zu bewegen, falsch zu sitzen und sich falsch zu benehmen. Der größte Teil der Erwachsenen, so Alexander, verhält sich körperlich auf eine Weise, die alles andere als ideal ist, und macht dadurch den Körper anfällig für Krankheiten und Funktionsstörungen der verschiedensten Art. Die meisten Erwachsenen, stellte er fest, haben eine schlechte Körperhaltung und wenden zuviel Energie auf, um körperliche Bewegungen auszuführen.

Alexander-Lehrer schätzen, daß an der Schwelle des Erwachsenenlebens bereits 90 Prozent aller Menschen falsche Gewohnheiten in bezug auf Gehen, Sitzen und Stehen entwickelt haben, die dann bereits so eingefleischt sind, daß sie vollkommen natürlich erscheinen – und sich die meisten nicht mehr vorstellen können, wie sie anders gehen, sitzen oder stehen könnten.

Bedauerlicherweise sind schlechte Angewohnheiten, je länger sie bestehen, um so schwerer zu verändern; und die Gefahr ist groß, daß unser Körper, indem wir uns eine falsche Art des Gehens, Sitzens, ja selbst Sprechens nach und nach aneignen, bleibend geschädigt wird. Mancher Mensch lebt jahrelang mit solchen Verformungen, ohne davon zu wissen, bis er dann plötzlich einen stechenden Schmerz oder vielleicht einen quälenden Rückenschmerz verspürt. Diese Schäden, die sich allmählich einschleichen, treten normalerweise im Alter offen zutage, aber die gebückten Haltungen und verformten Rücken vieler alter Menschen sind *keine* unvermeidbaren Folgen des Alterungsprozesses – lediglich Warnsignale für das, was geschehen kann, wenn wir nicht auf unseren Körper achtgeben.

Sobald schlimme Rückenschmerzen erst einmal zum Problem geworden sind, macht es wenig Sinn, einen Arzt aufzusuchen, um sich irgendwelche Tabletten verschreiben zu lassen. Obwohl sie den Schmerz lindern können, führen sie nicht zur Heilung. Das zugrunde liegende Problem wird sich weiter verschlechtern, denn Tabletten können die falschen Gewohnheiten eines ganzen Lebens nicht ungeschehen machen. Die einzige Möglichkeit, wieder gesund zu werden, besteht nach Ansicht der Alexander-Lehrer darin, die falschen Gewohnheiten zu ›verlernen‹ und sie durch richtige zu ersetzen.

Wie die Technik funktioniert

Ein Alexander-Lehrer wird seinen Schüler bitten, bestimmte, ganz gewöhnliche, alltägliche Handlungen auszuführen, das heißt sich zu setzen, zu stehen und durch den Raum zu gehen. Während der Schüler sich setzt, steht und geht, beobachtet der Lehrer genau, was sich dabei abspielt. Danach wird er den Schüler dazu anleiten, sich richtig zu setzen, zu stehen und zu gehen – und zwar so, wie sich der Körper von Natur aus bewegen sollte.

Es ist möglich, daß der Schüler den Anweisungen des Lehrers zunächst nicht Folge leisten kann. Eine schlechte Körperhaltung nimmt ihren Anfang nicht selten bereits in frühester Kindheit, mitunter bereits im Alter von fünf oder sechs Jahren. Wenn dann ein 40jähriger Erwachsener mit qualvollen Rückenschmerzen einen Alexander-Lehrer aufsucht, bedeutet das, daß eine falsche Körperhaltung, die eventuell bereits seit 35 Jahren besteht, korrigiert werden muß.

Die Alexander-Technik kann erst dann wirken, wenn der Schüler anfängt, ›den Unterschied zu spüren‹. Durch Übung kann eine richtige Körperhaltung erreicht und beibehalten werden, und richtige Gewohnheiten können die alten falschen Gewohnheiten ersetzen. Erst dann wird das chronische Leiden allmählich ausheilen.

Obwohl die Alexander-Technik in erster Linie auf der körperlichen Ebene ansetzt, wirkt sie sich auch auf psychische Beschwerden günstig aus, da sich nach Alexanders Ansicht jede seelische Verfassung körperlich äußert. Indem ein körperliches ›Ungleichgewicht‹ korrigiert wird, bietet sich auch die Möglichkeit, einen geistigen Zustand, der zum Beispiel Unglücklichsein oder Angst hervorruft, entsprechend zu beeinflussen. In ihrem Ansatz unterscheidet sich die Alexander-Technik daher grundlegend von der Psychoanalyse oder der Freudschen Therapie.

Der Alexander-Lehrer ›bearbeitet‹ den Körper und nicht den Geist. Dieser Vorgehensweise liegt die Idee zugrunde, daß im wesentlichen Angst, Furcht, Anspannung und Streß dafür verantwortlich sind, daß der Mensch eine falsche Körperhaltung annimmt. So wird ein nervöser und ängstlicher Mensch oder jemand, dem es an Selbstvertrauen mangelt, wahrscheinlich gebeugt oder ›mit eingezogenem Kopf‹ durch die Welt gehen, so, als wolle er sich verstecken. Selbst kleine Kinder können sich bereits so verhalten. Andererseits wird ein sehr zorniger Mensch vielleicht sehr viel heftiger reagieren als wirklich notwendig. Im Laufe der Zeit wird sich chronischer Ärger auch auf körperlicher Ebene zeigen, so daß übertriebene Bewegungen normal und natürlich erscheinen.

Alexander glaubte, daß viele menschliche Eigenschaften lediglich erlernt und keineswegs angeboren sind; und jedesmal, wenn wir eine alltägliche Bewegung falsch ausführen, wird auch unsere Gewöhnung an sie stärker. Ein Beispiel dafür ist Stottern, ein Leiden, das bekanntlich nur sehr schwer zu heilen ist. Menschen stottern, sagte Alexander, nicht, weil ihre Stimmbänder nicht in Ordnung wären, sondern weil sie sich das Stottern angewöhnt haben. Da Menschen sich ständig ihrer Sprache bedienen, ist es schwierig, sich das Stottern, wenn es erst einmal zur Gewohnheit geworden ist, wieder abzugewöhnen.

Je häufiger wir eine Handlung ausführen, desto schwieriger ist es, sie zu verändern. Dafür gibt es im Alltag zahllose Beispiele. Jeden Tag verrichten wir Bewegungen, die wir so oft wiederholen, daß wir überhaupt nicht mehr darüber nachdenken. Überlegen Sie kurz, wie Sie sich zum Beispiel hinsetzen. Lassen Sie sich einfach auf den Stuhl fallen? Schlagen Sie automatisch die Beine übereinander? Führen Sie irgendwelche Bewegungen mit Ihren Händen aus? Wahrscheinlich wissen Sie es gar nicht.

Wie putzen Sie sich die Zähne? Greifen Sie zuerst nach der Zahnpasta oder der Zahnbürste? Putzen Sie zuerst die oberen oder die unteren Zähne? Wie lange dauert das Zähneputzen? Auch in diesem Fall ist anzunehmen, daß Sie keine Antwort wissen. Sie putzen sich so oft die Zähne, daß Sie es ganz automatisch tun. Vermutlich denken Sie auch nicht darüber nach, wie Sie sich die Hände waschen oder den Telefonhörer halten.

Doch dann geschieht folgendes: Diese täglichen, unbedachten Handlungsabläufe können mit der Zeit zu ernsthaften Unausgewogenheiten im Körper führen. Wir sind uns ihrer einfach deshalb nicht bewußt, weil wir sie bereits als richtig verinnerlicht haben. Wir können uns, argumentierte Alexander, jede Gewohnheit aneignen, egal, ob gute oder schlechte. Alles und jedes kann zur Gewohnheit werden, wenn es nur oft genug wiederholt wird. Ebenso wie unsere Art zu gehen, zu stehen oder zu sitzen letztlich zur Gewohnheit wird, verhält es sich auch mit unseren geistigen und emotionalen Reaktionen: Wir können uns daran gewöhnen, auf alles mit Ärger zu reagieren, übelgelaunt zu sein oder finster dreinzublicken anstatt zu lächeln; oder uns selbst leid zu tun, zu glauben, daß niemals irgend etwas gutgehen wird — wir können uns jedoch genauso auch daran gewöhnen, positiv zu denken.

Die Alexander-Technik lehrt vor allen Dingen, falsche, negative Gewohnheiten durch gute, positive zu ersetzen, damit wir auf diese Weise unser gesamtes geistiges, körperliches und emotionales Potential ausschöpfen. Eine Grundannahme der Alexander-Technik besagt, daß Geist und Körper nicht voneinander zu trennen, sondern vielmehr als Einheit miteinander verbunden sind.

Die Bedeutung der Wirbelsäule

Der Ansatzpunkt ist die Wirbelsäule und nicht der Kopf. Die Technik lehrt uns, daß wir bei richtigem ›Gebrauch‹ unserer Wirbelsäule in der Lage sind, uns sowohl von körperlichen wie geistigen Leiden zu heilen, denn jedes Organ im Körper, einschließlich des Gehirns, ist direkt oder indirekt mit der Wirbelsäule verbunden, die Alexander das Zentrum der ›Primärkontrolle‹ genannt hat.

Die Vorgänge in der Wirbelsäule beeinflussen weitgehend das geistige und körperliche Wohlbefinden. Sie können an dieser Stelle einen einfachen Test durchführen. Setzen Sie sich bequem auf einen Stuhl. Lassen Sie nun Ihren Oberkörper nach vorne sinken und stützen Sie Ihren Kopf in einer Geste der Niedergeschlagenheit in die Hände. Sie werden feststellen, daß Sie sich bereits nach kurzer Zeit schlecht und deprimiert fühlen.

Setzen Sie sich nun wieder aufrecht hin und strecken Sie Ihre Wirbelsäule, wobei Sie sich vorstellen, daß Sie an einem unsichtbaren Faden, der an Ihrem Kopf befestigt ist, hochgezogen werden. Lächeln Sie dabei. Sie werden feststellen, daß sich Ihre Stimmung augenblicklich bessert und Sie sich glücklicher fühlen. Diese Veränderung in Ihrem Befinden bewirken komplizierte biochemische und physikalische Vorgänge, die gleichzeitig in Ihrem Innern ablaufen.

Der Mensch ist nicht dazu bestimmt, gebeugt und niedergeschlagen durchs Leben zu gehen, sondern aufrecht, gesund und glücklich. Um dieses harmonische Gleichgewicht zu erreichen, muß man sich jedoch seines Körpers bewußt sein und darüber hinaus auf seine Botschaften achten.

Die grundlegenden Gedanken der Alexander-Technik lassen sich wie folgt zusammenfassen:

■ Um Wohlbefinden und Gesundheit zu erlangen und aufrechtzuerhalten, müssen wir unseren Körper kennen und wissen, wie er funktioniert; andernfalls können wir keine Veränderungen vornehmen, um unseren Zustand zu verbessern. Die Alexander-Technik lehrt uns ein neues Bewußtsein für unseren Körper, das uns möglicherweise durch jahrelange, mitunter sogar durch jahrzehntelange falsche Gewohnheiten abhanden gekommen ist.

■ Muskelbewegungen sind mehr als bloße Reflexe; sie erfolgen als Reaktion auf einen geistigen Vorgang. In der Sekunde, in der wir daran denken, einen Muskel zu bewegen, fängt dieser an, sich zu bewegen. Die Alexander-Technik lehrt uns nicht nur, wie wir unsere Muskeln dazu bringen, sich richtig zu bewegen, sondern uns auch dessen, was sie tun und wie sie es tun, bewußt zu werden.

■ Weil schlechte Körperhaltungen oftmals bereits in der Kindheit erworben und durch endlose Wiederholungen fixiert werden, fügen wir uns selbst Schaden zu, indem wir eine körperliche Disharmonie verursachen und es nicht einmal bemerken. Irgendwann jedoch wird sich unser Körper beschweren und uns mitteilen, daß er mißhandelt wird. Dann können Alexander-Lehrer uns helfen, unsere falsche Körperhaltung zu berichtigen.

- Die einzelnen Teile unseres Körpers verhalten sich nicht unabhängig voneinander. So ist es unvermeidlich, daß das, was mit einem Teil unseres Körpers geschieht, sich mit der Zeit auch auf andere Bereiche auswirkt. Wenn Sie beispielsweise dreimal täglich unnötig viel Kraft aufwenden, um Ihre Zähne zu putzen, werden Sie irgendwann von Rückenschmerzen geplagt werden – eine Erkrankung, die scheinbar ohne Bezug zu einer einfachen Angelegenheit der täglichen Körperpflege ist.
- Gewohnheiten sind keine Reflexe; sie werden erlernt, bis sie schließlich automatisch erfolgen. Doch wenn eine Gewohnheit erlernt werden kann, kann sie auch wieder verlernt werden. Am besten, indem eine falsche durch eine richtige Gewohnheit ersetzt und diese so lange geübt wird, bis auch sie in Fleisch und Blut übergegangen ist.
- Die meisten Menschen sind der Meinung, sie hätten keine Kontrolle über ihre Gewohnheiten. Tatsächlich können diese jedoch jederzeit verändert werden – unabhängig davon, wie lange sie bereits zum Leben gehören.
- Die Alexander-Technik geht davon aus, daß der Vorgang an sich wichtiger ist als das Ziel: Zum Beispiel ist die Art und Weise, wie Sie sich hinsetzen, wichtiger als die Sitzposition selbst. Sie lehrt uns vor allem, uns bewußtzumachen, auf welche Weise wir unsere alltäglichen Dinge verrichten. Für einen Alexander-Lehrer gibt es keine unwichtige körperliche Tätigkeit – alles ist wichtig. Sie werden lernen, unbewußte Gewohnheiten durch bewußte, kontrollierte Bewegungen zu ersetzen, um dadurch den Weg für ein gesteigertes Wohlbefinden und eine maximale Ausschöpfung Ihres Potentials zu ebnen.

Finden Sie einen Lehrer, der Ihnen entspricht

Seit einigen Jahren haftet der Alexander-Technik der Ruf an, sie sei schwer zu begreifen, schwer zu beschreiben und schwer anzuwenden. Doch das Gegenteil ist der Fall — sie ist einfach zu begreifen, sobald man die grundlegenden Gedanken verstanden hat. Man muß jedoch einräumen, daß diese, wie alles, was im Leben wirklich zählt, nicht über Nacht erfolgen kann.

Es besteht kein Zweifel daran, daß sich die Mühe lohnt. Obwohl die Technik kein Allheilmittel für alle Krankheiten ist, kann sie sich doch bis zu einem gewissen Grad auf jeden, der die Grundideen erfaßt hat, vorteilhaft auswirken. Jeder von uns erwirbt im Laufe der Jahre falsche Gewohnheiten, ohne die wir besser und gesünder leben könnten.

Ich möchte allerdings darauf hinweisen, daß die Alexander-Technik keine Selbsthilfetherapie ist. Jeder, der bestimmte Beschwerden hat, sollte sich einem erfahrenen Alexander-Lehrer anvertrauen. Alle anderen können mit Hilfe der Technik lernen, wie sie tägliche Aufgaben besser und effektiver erledigen — und auf diese Weise den Schäden und Behinderungen vorbeugen, die ansonsten zu einem späteren Zeitpunkt im Leben zum Vorschein kommen.

Für die Anwendung der Technik gibt es keine Grenzen in bezug auf Alter, Geschlecht oder körperliche Verfassung. Jeder kann von ihr profitieren. Sie haben nichts zu verlieren, außer natürlich Ihre falschen Gewohnheiten!

1

Die Technik
und ihr Begründer

Um die Alexander-Technik vollkommen zu verstehen, ist es notwendig, etwas über den Mann zu wissen, der sie begründet hat. Frederick Matthias Alexander wurde 1869 in Wynyard auf der australischen Insel Tasmanien in eine Farmersfamilie hineingeboren. Er war das älteste von acht Kindern, und die Familie war ziemlich arm. Alexander, der gewöhnlich nur F.M. gerufen wurde, galt als schwieriges und widerspenstiges Kind. Er litt schon früh an Atemwegsbeschwerden und konnte nur bis zum Alter von neun Jahren eine Schule besuchen. Schon sehr früh im Leben fühlte er sich zum Theater hingezogen, lernte jedoch auch, wie man Pferde zureitet und mit ihnen umgeht. Die Liebe zum Theater und zu Pferden begleitete ihn zeit seines Lebens.

Alexander wollte ursprünglich Lehrer werden, doch seine Familie konnte ihm die Ausbildung nicht finanzieren. Er mußte sich deshalb im Alter von sechzehn Jahren Arbeit in einer Zinnmine suchen. Offenbar war er ein äußerst fleißiger Arbeiter, denn nach drei Jahren hatte er genug Geld gespart, um sein Glück in Melbourne zu versuchen.

Dort angekommen, begann er mit Shakespeare-Rezitationen, die sich in der damaligen Zeit allgemeiner Beliebtheit erfreuten. Schon bald gelang es ihm, die Gunst des Publikums zu gewinnen und genügend Geld zu verdienen.

Probleme mit der Stimme

Aufgrund seiner zunehmenden Popularität entschloß er sich schließlich, die Schauspielerei zu seinem Hauptberuf zu machen. Jetzt tauchten die ersten Probleme auf. Des öfteren versagte ihm mitten in der Darbietung die Stimme; einmal blieb sie ihm sogar ganz weg.

Er suchte mehrere Ärzte auf, aber keiner war in der Lage, ihm zu helfen. Da den Stimmproblemen keine körperliche Behinderung oder Erkrankung zugrunde lag, verschrieben ihm die Ärzte in der Hauptsache Ruhe und Schonung, was jedoch seiner beruflichen Karriere kaum dienlich war. F.M., der zu diesem Zeitpunkt ganze neunzehn Jahre alt war, beschloß, die Ursache selbst herauszufinden.

Selbsthilfe und Entdeckungen

Er stellte eine Reihe von Spiegeln in bestimmten Positionen um sich herum auf, damit er sich beim Textaufsagen genau beobachten konnte. Nach einiger Zeit fiel ihm auf, daß das Versagen seiner Stimme möglicherweise etwas damit zu tun hatte, wie er seinen Kopf hielt. Er beobachtete, daß er, wenn er anfing zu deklamieren, dazu neigte, seinen Kopf nach unten und hinten zu ziehen. Seine Überzeugung wuchs, daß dies die Hauptursache für seine Erkrankung war. Wie aber sollte er diese Bewegung unterlassen, da er sich ihrer überhaupt nicht bewußt war, wenn er auf der Bühne auftrat?

Er war entschlossen herauszufinden, warum er seinen Kopf nach hinten zog, wenn er in der Öffentlichkeit sprach, und kam schließlich zu dem Schluß, daß er sich schlicht an diesen falschen ›Gebrauch‹ gewöhnt hatte. Die einzige Möglichkeit, diese Gewohnheit zu verändern, bestand darin, sie durch eine bessere zu ersetzen – keineswegs ein leichtes Unterfangen, wenn man sich seiner Bewegungen überhaupt nicht bewußt ist. Durch genaue Beobachtung erkannte Alexander, daß die geistige Anspannung und der Mangel an Koordination, die seine Stimmbänder beeinflußten, damit zusammenhingen, wie er seinen Kopf auf den Schultern trug. Er folgerte daraus, daß es unmöglich sei, Geist, Körper und Seele voneinander zu trennen; diese drei Einheiten funktionieren letztendlich als untrennbares Ganzes, und zwar im guten wie im schlechten. Diese Theorie, die in der damaligen Zeit als völlig neu und revolutionär galt, wurde zu einem der grundlegenden Lehrsätze der Alexanderschen Philosophie.

Alexander erkannte des weiteren, daß Kopf, Hals und Körper untrennbar miteinander verbunden sind und daß alles, was er mit einem Teil seines Körpers machte, sich unweigerlich auf andere Bereiche auswirkte. Es schien, als reiche reine Willenskraft oder der Wunsch, etwas auf andere Art und Weise zu tun, nicht aus, um eingefahrene Gewohnheiten zu verändern. Er konnte, da er seinen Körper so lange falsch ›gebraucht‹ hatte, nicht einfach beschließen, diese Gewohnheiten zu ändern, um so seine Stimme wiederzuerlangen.

Dies führte ihn zu der Entdeckung, daß unser Gefühl dafür, was unserem Körper gut tut, keineswegs untrüglich ist. Es ist allzu leicht, in falsche körperliche Gewohnheiten zu verfallen, solange unser Körper uns nicht mitteilt, daß etwas nicht in Ordnung ist – bis zu einem späteren Zeitpunkt. In seinem wohl berühmtesten Buch *Der Gebrauch des Selbst* schreibt er dazu:

Wenn es möglich ist, daß unser Gefühl, das uns als Wegweiser dient, unzuverlässig wird, muß es auch möglich sein, es wieder zu einem zuverlässigen Gefühl zu machen.

Er spürte, daß die einzige Möglichkeit, seine Erkrankung zu heilen, darin bestand, sich von dem, was er als richtig empfand, loszusagen und durch bewußtes Bemühen neue Gewohnheiten zu erlernen. Folglich würde er seine Stimme nur verbessern, wenn er lernte, seinen Körper zu strecken und seinen Kopf nicht mehr nach hinten zu ziehen. Es erforderte sehr viel Übung, bis der ›neue Gebrauch‹ seines Körpers gefühlsmäßig genauso richtig war wie der alte und diesen schließlich ersetzte. Er wußte, daß dies ihm nur gelingen konnte, indem er sich nicht auf das angestrebte Ziel, die Rezitation, konzentrierte, sondern darauf, seinen Kopf, Hals und Rumpf im Einklang zu bewegen. Das heißt, er richtete seine Aufmerksamkeit nicht auf das Ziel, sondern auf die Mittel, wodurch es zu erreichen wäre.

All diese verschiedenen Ideen wurden später in der Alexander-Technik zusammengeführt, aber damals arbeitete Alexander nur an sich selbst. Durch ständiges Üben, und indem er sich mehr auf die Art und Weise einer Bewegung konzentrierte als auf die Bewegung selbst, gelang es Alexander, seine eingefahrenen Gewohnheiten durch bewußte Kontrolle zu verändern.

Der unerwartete Nutzen

Alexanders Probleme mit der Stimme verschwanden und mit ihnen zahlreiche andere negative Eigenschaften. In früheren Jahren war er aufbrausend und unbeherrscht gewesen. Nachdem er nun jedoch nicht mehr unter

Atembeschwerden litt, wurde er insgesamt zu einem positiveren, liebenswürdigeren Menschen, und sein Ruhm als Schauspieler wuchs. Seine Stimme galt als besonders eindrucksvoll.

Irgendwann baten ihn andere Schauspieler um Sprechunterricht, und Alexander begann, seine Ideen zu einem klaren Konzept zusammenzufügen, das auch anderen Menschen zur Verfügung stehen sollte. Zu Anfang kamen seine Schüler nur aus Berufen, die den Einsatz der Stimme erforderlich machten. Seit 1895 arbeitete er gleichzeitig als Schauspieler und Lehrer. Seine Methode schien zu funktionieren. Allmählich überwiesen Ärzte bestimmte Patienten an ihn, und schon nach relativ kurzer Zeit suchten ihn immer mehr Menschen auf, die nicht aus dem Theaterfach kamen. Sowie diese Patienten den richtigen ›Gebrauch‹ ihres Körpers wiedererlangten, stellten sie fest, daß auch ihre Krankheiten und emotionalen Probleme verschwunden waren. All dies klingt unwahrscheinlich – doch es funktionierte. Und es erscheint noch unglaublicher, wenn man bedenkt, daß Alexander kein Mediziner war, kaum Schulbildung besaß und seine Technik ohne Hilfe von Medizinern, Psychologen, Bewegungs- oder Sprechtherapeuten entwickelt hatte. Er verkündete etwas völlig Neuartiges – das bei den damaligen Fachleuten auf dem Gebiet der Heilkunde auf wenig Verständnis stieß – und konnte beachtenswerte Erfolge vorweisen.

Der Lehrer

Als Alexander von immer mehr Patienten aufgesucht wurde, entschloß er sich, seinen Beruf als Schauspieler aufzugeben und sich ausschließlich der Vermittlung der Alexander-Technik zu widmen. Obwohl er zu der Zeit erst

25 Jahre alt war, war er ein Mensch mit einer starken Ausstrahlung, groß, schlank, gutaussehend und voller Selbstbewußtsein − zweifellos einer der Hauptgründe für seinen außergewöhnlichen Erfolg.

Schon bald übersiedelte er nach Sydney und wurde Direktor des Sydney-Konservatoriums für Drama und Oper, wobei seine Lehrmethode nach eigener Aussage eine Methode war, die ›Reaktionen veränderte und kontrollierte‹. Sobald ein Mensch wußte, wie sein Körper funktioniert und wie er ihn gebraucht, sagte er, war er in der Lage, das Gleichgewicht seines Körpers wiederherzustellen.

Im Alter von 34 Jahren zog es ihn nach London, wo er seine Ideen noch mehr verbreiten wollte; er erreichte England am 4. April 1904. Ebenso wie in Australien strömten ihm auch hier die Menschen zu, obwohl ihm die Mediziner lange Zeit mit Skepsis begegneten.

Zu seinen Klienten zählten berühmte Schauspieler und Schauspielerinnen der damaligen Zeit, darunter Sir Henry Irving, Lily Blayton, Viola Tree und Lily Langtry, von denen er sich seine Stunden gern teuer bezahlen ließ. Trotzdem unterrichtete er auch Leute, die sich sein mittlerweile hohes Honorar nicht ganz leisten konnten.

Alles schien gut zu gehen, bis 1914 mit Ausbruch des I. Weltkrieges der Zustrom der Schüler buchstäblich zum Versiegen kam. Keineswegs entmutigt, schiffte sich Alexander nach Amerika ein, wo er mit scheinbar unerschöpflicher Energie schon bald neun Stunden pro Tag unterrichtete.

Die Entwicklung neuer Gedanken

Im Laufe der Zeit erweiterte Alexander seine Theorie, indem er besonders die Wichtigkeit der ›Mittel‹ im Gegensatz zu den ›Zielen‹ betonte. Dieser grundlegende Lehrsatz der Alexanderschen Philosophie beruht auf der Annahme, daß das Hauptproblem heutzutage darin besteht, daß wir alle ›zielstrebig‹ sind. Wir verhalten uns so ungeduldig, wenn wir unser Ziel erreichen wollen, daß wir kaum einen Gedanken daran verschwenden, mit ›welchen Mitteln‹ es uns gelingt. Folglich denken wir, wenn wir uns hinsetzen, nur an das Sitzen und nicht daran, wie unser Körper in diesem Handlungsablauf seine Position verändert. Alexander lehrte seine Schüler, sich auf die ›Mittel, wodurch‹ zu konzentrieren anstatt auf das Endresultat. Nicht das Ziel, so sagte er, sondern die Reise sei entscheidend.

Die New Yorker Bevölkerung — immer auf der Suche nach Neuem und Aufregendem — stürzte sich auf ihn, und er genoß zehn Jahre lang Wohlstand und Verehrung. Er unterwies seinen jüngeren Bruder, Albert Redden, in der Technik, und Albert wurde sein Nachfolger in New York.

Die Veröffentlichung der Technik

Im Jahre 1924 allerdings wurde Alexander der Kultausübung bezichtigt, woraufhin er nach England zurückkehrte. In London gründete er eine Schule für Kinder von drei bis acht Jahren, da er der Überzeugung war, daß die meisten Probleme im späteren Leben sich bis in die frühen Jahre der Kindheit zurückverfolgen ließen.

Daneben fing Alexander an, seine Technik schriftlich festzuhalten. Sein erstes Buch *Man's Supreme Inheritance* wurde 1910 veröffentlicht; darin beschrieb er zum ersten Mal seinen Gedanken, daß das Wohlbefinden des Menschen davon abhängt, ob er seinen Geist und Körper bewußt steuern kann.

In seinem zweiten Buch *Constructive Conscious Control of the Individual,* das erstmals 1932 veröffentlicht wurde, stellte er die Begriffe ›Zielstreben‹ und ›Einschätzung der Sinneswahrnehmung‹ vor. Damit meinte Alexander die Fähigkeit zu verstehen, was unsere fünf Sinne uns sagen wollen. Vieles in unserer modernen Welt, so glaubte er, stumpft unsere Sinne ab und verhindert das notwendige Feedback (= Rückmeldung) zu Geist und Körper.

In seinem 1934 veröffentlichten, berühmtesten Buch *The Use of the Self* (Der Gebrauch des Selbst) erklärt er seine Theorien im Detail und stellt die Begriffe vor, die jeder Schüler der Technik kennt: ›Gebrauch‹ und ›Primärkontrolle‹. Dieses kurze Werk gilt als sein bestes und verständlichstes.

Weitreichende Ideen

Alexander beschränkte sich nicht darauf, zu beschreiben, wie der Körper funktioniert und wie bestimmte Gefühle einzelne Muskelbewegungen beeinflussen können. Sein Buch enthält viele Gedanken zu Religion, Philosophie, Anthropologie, Erziehung, Soziologie, Evolutionstheorie, Medizin, Psychologie und Verhaltenslehre. Dieser Ansatz zog Schriftsteller wie Aldous Huxley, Bernard Shaw und den amerikanischen Pädagogen John Dewey an. Aldous Huxley wurde einer der begeistertsten Anhänger Alexanders und setzte ihm in seinem Roman *Geblendet in Gaza* in der Person namens Miller ein Denkmal.

Alexanders Philosophie hatte gute und schlechte Seiten. Während sie einerseits von den großen Denkern seiner Zeit und führenden Wissenschaftlern anerkannt und geschätzt wurde, galt sie andererseits als so esoterisch, daß sie nur von sehr wenigen gebildeten Menschen verstanden werden könnte. Bedauerlicherweise hat sich diese Ansicht als sehr beständig erwiesen, und folglich haftet der Technik immer noch etwas Mystisches an, das sie in Wirklichkeit nicht hat.

Alexanders Gedanken sind jedem zugänglich – und zwar durch die immer größer werdende Zahl der ausgebildeten Lehrer. Seine Schriften dagegen sind nicht so leicht zu begreifen. Hinzu kommt, daß Alexander neue Begriffe ›erfunden‹ hat, die eine besondere und typische Bedeutung haben. Sobald man diese Ausdrücke jedoch verstanden hat, begreift man, wieviel Sinnvolles in seinen Gedanken steckt.

Die wichtigsten Gedanken

Ich möchte an dieser Stelle einen Überblick über die wichtigsten Gedanken Alexanders geben:

Wenn wir unser Wohlbefinden und unsere Gesundheit erhalten wollen, erklärte er, müssen wir uns in erster Linie auf den ›Gebrauch des Selbst‹ konzentrieren, das heißt, uns ständig bewußtmachen, wie wir sitzen, gehen und uns im allgemeinen körperlich verhalten. Die meisten Menschen führen diese alltäglichen Handlungen unbewußt aus und sind sich nicht darüber im klaren, daß sie sich selbst dadurch möglicherweise behindern, ja sogar ernsthaft schaden. Alle Tätigkeiten, sagte Alexander, bedingen komplizierte Bewegungsabläufe – einfache Bewegungen gibt es nicht.

Als erstes müssen wir die Bedeutung der Wirbelsäule verstehen, denn sie ist das Zentrum der ›Primärkontrolle‹. Damit die Wirbelsäule ihrer Funktion gerecht werden kann, muß sie ›verlängert‹, das heißt gedehnt, und darf niemals ›verkürzt‹, das heißt zusammengepreßt werden. Wenn die Wirbelsäule ständig verkürzt wird, führt dies zu einer unnötigen Belastung aller Gliedmaßen und Organe.

Der Hals sollte jederzeit frei von Muskelanspannung sein. Viele Menschen verkrampfen ihren Nacken. Diese Verkrampfung überträgt sich dann auf den ganzen Körper.

Der Kopf sollte immer nach vorne und oben bewegt werden, niemals nach hinten oder unten. Den Kopf in den Nacken zu werfen oder ihn auf die Brust fallen zu lassen, führt unweigerlich dazu, daß der ganze Körper aus dem Gleichgewicht gerät.

Der Rumpf sollte sich in Länge und Breite ausdehnen können, und der Rücken sollte niemals rund sein. Alexander glaubte, daß die sogenannte Leibesertüchtigung in den Schulen für eine steife, quasi militärische Haltung, die den starren Vorstellungen von Haltung an sich zu seiner Zeit entsprach, den Körper deformiert und ihm damit ein gesundes Funktionieren im späteren Leben unmöglich macht. Herkömmliche Leibesübungen als Mittel, den Körper richtig zu gebrauchen, lehnte er deshalb ab.

Weil die meisten Leute sich so sehr an einen schlechten Umgang mit ihrem Körper gewöhnt haben, daß er ihnen ganz natürlich erscheint, ist es für den durchschnittlichen Menschen unmöglich, den falschen Gebrauch allein zu berichtigen. Aus diesem Grund werden Sie in den ersten Alexander-Stunden nur mit Hilfe des Lehrers ›stehen‹, ›sich setzen‹ und ›gehen‹. Erst wenn Sie selbst spüren, wie anders die neuen, angeleiteten Bewegungen sind, werden Sie die Verbesserung schätzenlernen. Sobald Sie diese dann bei Ihren täglichen Verrichtungen auch sinnlich erfahren, ist der Weg frei für größere Veränderungen.

Durch Übung kann die neue Art und Weise, den Kopf, Hals und Körper zu bewegen, allmählich zur unbewußten Gewohnheit werden, die die alte, falsche Gewohnheit ersetzt. Nur wenn wir die ›Primärkontrolle‹, von der Alexander sprach, in unser Leben integrieren, finden wir zu einer rundherum größeren Handlungsfreiheit. Unser Seh- und Hörvermögen und auch unsere Stimme werden positiv beeinflußt, und die tiefere Atmung, die damit einhergeht, bedeutet, daß wir sehr viel weniger Kraft aufwenden, um unsere Gliedmaßen und Muskeln zu bewegen.

Alexander verglich seine Technik mit dem Aufräumen eines unordentlichen Zimmers. Wenn wir die Art unseres Selbstgebrauchs verändern, erklärte er, können wir auch die Zustände in unserem ganzen Körper verändern. Er schrieb:

Eine der bemerkenswertesten Eigenschaften des Menschen ist seine Fähigkeit, sich an Zustände aller Art zu gewöhnen, an gute wie an schlechte, in sich und in seiner Umgebung. Hat er sich erst an diese Zustände gewöhnt, scheinen sie ihm sowohl richtig als auch natürlich. Diese Fähigkeit ist eine Gnade, wenn sie ihn befähigt, sich an wünschenswerte Zustände anzupassen, kann sich andererseits aber als eine große Gefahr erweisen, wenn die Zustände nicht wünschenswert sind. Wenn seine Einschätzung der Sinneswahrnehmung unzuverlässig ist, ist es möglich, daß er sich so sehr an die schädlichen Zustände des falschen Gebrauchs seiner selbst gewöhnt, daß er diese Fehlzustände als richtig und angenehm empfindet.

Wenn wir diese These zum Beispiel anhand von Sucht betrachten, wird die Aussage verständlich. Der menschliche Organismus braucht weder Zigaretten, Alkohol, Zucker noch bewußtseinsverändernde Drogen, und eigentlich sind sie ihm auch nicht zuträglich. Wenn wir jedoch anfangen, diese Stoffe zu uns zu nehmen, wird sich der Körper darauf einstellen und nicht nur ein Bedürfnis danach entwickeln, sondern sogar ein starkes Verlangen. Wenn wir nicht vorsichtig sind, werden wir irgendwann süchtig. Wir haben das Gefühl, daß der ›Genuß‹ dieser unnatürlichen und schädlichen Stoffe nicht nur gut und natürlich ist, sondern sogar notwendig.

Der menschliche Körper und Geist, erklärte Alexander, sind fast unendlich anpassungsfähig, und die meisten von uns kennen kaum den Unterschied zwischen dem, was richtig, und dem, was falsch ist. Nach einer gewissen Zeit wird uns alles, was wir tun, sowohl natürlich als auch normal und deshalb ›richtig‹ erscheinen. Dies trifft sowohl auf den Körpergebrauch wie für geistige Vorgänge zu.

In seinem Buch *Der Gebrauch des Selbst* verglich Alexander das unbewußte Erwerben falscher Gewohnheiten mit dem Rauchen. Es gäbe keine Möglichkeit, behauptete er, dieses Verlangen zu rauchen jemals ›zu stillen‹. Im Gegenteil: »Jede Zigarette, die geraucht wird, verstärkt die Gewohnheit zu rauchen und bedingt damit die nächste Zigarette. Jedesmal, wenn ein Mensch sich eine Zigarette versagt, zerbricht er ein Glied der Kette.« Er fuhr fort: »Je schlimmer diese Zustände in einem Schüler sind, und je länger sie bereits bestehen, desto vertrauter und richtiger erscheinen sie ihm, und desto schwieriger ist es, ihm dabei zu helfen, sie zu überwinden, und zwar unabhängig davon, wie sehr er dies will.«

Alexander erkannte ebenfalls, daß die richtige Atmung eine entscheidende Rolle spielt, ohne jedoch eigenständige Atemübungen zu entwickeln. Er war der Ansicht, daß falsches Atmen nur ein Symptom sei und niemals die Hauptursache für Störungen im Körper. Wenn ein Mensch falsch atmet – und auch dies kann, wie alles andere, zu einer tief verwurzelten Gewohnheit werden –

kommt hier das Prinzip des ›Zielstrebens‹ zum Tragen, das einen Teufelskreis in Bewegung setzt. Ein ›zielstrebiger‹ Mensch ist jemand, der sein Ziel mit soviel Ungeduld anstrebt, daß er der Art und Weise, wie er das Ziel erreicht, keine Beachtung schenkt.

Alexander wollte seinen Schülern ein Prinzip vermitteln, nach dem sie ihr Brustkorbvolumen dauerhaft vergrößern konnten, um ernsthafte Erkrankungen, die mit der Funktion des Brustkorbs in Verbindung stehen, zu verhindern. Dazu entwickelte er eine Übung, die darin besteht, mit einem geflüsterten ›Ah‹ auszuatmen. (Inzwischen ist diese Übung zu einer wichtigen Säule der Alexander-Technik geworden.) Haben die Schüler gelernt, so zu atmen, üben sie keinen unnötigen Druck mehr auf die Stimmbänder aus.

Der Tribut der ›zivilisierten Welt‹

Zur gleichen Zeit, als Alexander schrieb und lehrte, haben viele zeitgenössische Intellektuelle die Gedanken Freuds über das Unbewußte begeistert aufgenommen, nicht jedoch F. M. Er hielt die Behauptung der Freudianer, daß sich das Bewußte vom Unbewußten trennen läßt, für falsch. Er war vielmehr der Ansicht, daß bewußte und unbewußte Vorgänge Teil ein und desselben Prozesses sind.

Jeder Mensch, erklärte er, tut Dinge zunächst bewußt. Erst die ständige Wiederholung der gleichen Tätigkeit läßt sie unbewußt und außerhalb der normalen Steuerung geschehen. Gewohnheiten werden auf unbewußter Ebene erworben, und doch können wir bewußte Versuche unternehmen, uns davon zu befreien. Alexander hielt nichts von Hypnose, Magnetismus oder anderen Unterfangen, das Unbewußte zu beweisen. Er hielt sie für unnötig und sogar für gefährlich – sie könnten die falschen Gewohnheiten zerstören, ohne sie durch konstruktive, gute zu ersetzen. Er betonte immer wieder, daß die Natur ein Vakuum verabscheue. Aus diesem Grund sei es unmöglich, eine falsche Gewohnheit einfach auszumerzen. Sie wird nur dann verschwinden, wenn etwas Besseres und ebenso Verfestigtes an ihre Stelle tritt.

Nun kann man sich fragen, wie wir überhaupt soweit gekommen sind? Warum sind Menschen größtenteils zu Sklaven ihrer falschen Gewohnheiten geworden? Warum haben wir nicht statt dessen richtige Gewohnheiten entwickelt? Für Alexander lag die Antwort in den Auswirkungen der ›zivilisatorischen‹ Entwicklung des Menschen: Der Mensch hat aufgehört, ein natürliches Wesen zu sein, und lebt in einer weitgehend künstlichen Umgebung. Wir bringen die meiste Zeit auf Stühlen zu, fahren in Autos herum und sitzen in Büros und Häusern, die von dem, was die Natur für uns vorgesehen hat, weit entfernt sind.

Des weiteren brauchen wir zur Sicherung unserer Existenz nicht mehr unseren Körper. Wir müssen nicht mehr laufen, wenn wir an einen anderen Ort gelangen wollen, wir müssen in der Regel nicht mehr rennen, um uns einer Gefahr zu entziehen, und wir müssen uns nicht einmal körperlich fit halten, um zu leben. In der modernen Welt ist es tatsächlich möglich, zu funktionieren, ohne seinen Körper zu gebrauchen. Auf diese Weise haben wir im Laufe der Jahrhunderte unsere Fähigkeit verloren, auf natürliche Weise mit unserem Körper umzugehen, und haben längst vergessen, was natürliche, harmonische Bewegungen sind. Das daraus resultierende Ungleichgewicht kann zu ernsthaften Erkrankungen führen, doch wenn wir dem Körper seine natürliche Bewegung zurückgeben, schaffen wir damit die Voraussetzungen für ein gesundes und dauerhaftes Wohlbefinden.

Trotzdem war Alexander nicht das, was man normalerweise unter einem ›Primitiven‹, einem Zurück-zur-Natur-
Menschen versteht. Er genoß die Annehmlichkeiten der
zivilisierten Welt, wie gutes Essen und Trinken, und war
sogar auf eine Weise dem Pferderennsport ›verfallen‹.

Seine Arbeit und seine zahlreichen Bücher ließen ihm
nur wenig Zeit für ein Familienleben. Im Jahre 1920 heira-
tete er die Schauspielerin Edith Page; die Ehe war jedoch
nicht glücklich, weshalb das Paar die meiste Zeit getrennt
lebte. Ediths Abneigung ihm gegenüber ging so weit,
daß sie ihrer gemeinsam adoptierten Tochter nicht er-
laubte, Unterricht bei Alexander zu nehmen. In späteren
Jahren hat sich Alexander in aller Verschwiegenheit eine
Geliebte gehalten, die ihm einen Sohn schenkte.

Ein berühmter Patient

In den 30er Jahren erfuhr die Arbeit Alexanders Verbreitung durch Aldous Huxley, der seit seiner Kindheit in
schlechter körperlicher Verfassung war. Im Alter wurde
Huxley zudem noch von schweren Depressionen heimgesucht. Als er F.M. aufsuchte, hörte er, daß diese Zustände
in der Hauptsache auf seine Körperhaltung beim Schrei-
ben und seine sich selbst auferlegten langen Phasen der
Konzentration zurückzuführen waren. Alexander vertrat
die Meinung, daß kein Mensch sich auf eine Arbeit mehr
als jeweils anderthalb Stunden am Stück konzentrieren
sollte. Während dieser Phasen tiefer geistiger Konzentration sei es allzu leicht, seine Haltung, seine Atmung wie
auch alle anderen körperlichen Abläufe außer acht zu lassen, was schließlich zum ›falschen Gebrauch‹ führen
könnte. Er verordnete deshalb eine kurze Pause von ungefähr zehn Minuten und eine bewußte Anstrengung,
den Körper wieder ›auszurichten‹.

Sollten solche Pausen nicht eingehalten werden, würden die geistigen und körperlichen Probleme den Konzentrationsfluß auf jeden Fall bald zum Erliegen bringen. Die Konzentration würde sich somit in Streß und Angst verwandeln und letztlich unproduktiv werden.

Sobald Huxley diese Theorie verstanden hatte, verlor er keine Zeit, sie in seinen Romanen zu erklären. In *Geblendet in Gaza* erklärt Huxleys Held, Anthony Beavis, Millers (Alexanders) Philosophie:

Miller sagt vom Greisenalter, daß es großenteils eine schlechte Gewohnheit ist. Gebrauch bedingt das Funktionieren. Geh umher, als wärst du ein Märtyrer des Rheumatismus, und du wirst dir so heftige Muskelanstrengungen auferlegen, daß du wirklich ein Märtyrer des Rheumatismus sein wirst. Benimm dich wie ein Greis, und dein Körper wird funktionieren wie der eines Greises. Du wirst wie ein Greis denken und fühlen. Der ausgemergelte Pantalon in Pantoffeln – buchstäblich eine Rolle, die man spielt. Wenn du dich weigerst, sie zu spielen, und deiner Weigerung entsprechend zu handeln lernst, wirst du kein Pantalon. *

Huxley akzeptierte die Theorie Alexanders, daß Körper und Geist eine Einheit sind und daß sich alle Vorgänge im Kopf auf den Körper auswirken und umgekehrt, so daß selbst tägliche, scheinbar belanglose Tätigkeiten in Wirklichkeit wichtig sind. Das bedeutet, daß wir uns aller Dinge, die wir tun, bewußt werden müssen, selbst darüber, wie wir Schnürsenkel binden oder eine Tür schließen, da diese Tätigkeiten schließlich die Art und Weise, wie wir denken und uns verhalten, beeinflussen.

---

* Übersetzung von Herberth E. Herlitschka

So ballen wir zum Beispiel die Faust, wenn wir zornig sind, ziehen unsere Schultern ein, wenn wir uns fürchten, rutschen hin und her, wenn wir nervös sind. Mit der Zeit können diese Tätigkeiten zu einem Teil unseres Selbst werden und so das Verhalten unseres Körpers und Geistes bestimmen. Und die Art, wir wir unseren Körper gebrauchen, kann sich in der Tat darauf auswirken, was und wer wir sind. Wenn wir zuversichtlich und voller Selbstvertrauen auftreten, erhält unser Körper diese Mitteilung, und im Laufe der Zeit werden wir tatsächlich zuversichtlich werden. Wenn wir uns dagegen nervös und angespannt verhalten, werden wir es eines Tages auch sein.

Huxleys Anthony Beavis erklärt, wie er sich nach einer Unterrichtsstunde bei Miller fühlt:

Während der heutigen Lektion bei Miller erkannte ich plötzlich, daß ich im Erfassen der Theorie und Praxis dieser Technik einen Schritt vorwärts getan hatte. Um sein Selbst richtig gebrauchen zu lernen, muß man vorerst allen unrichtigen Gebrauch des Selbst unterbinden. Darf sich nicht verleiten lassen, Zwecke durch das persönliche, psycho-physische Äquivalent gewaltsamer Revolution zu erreichen. Unterdrücke diese Neigung, konzentriere dich auf die Mittel, mit denen der Zweck erreicht werden soll; dann handle. Dieser Vorgang erfordert, daß man richtigen und falschen Gebrauch kennt – sie von einander zu unterscheiden vermag. Einfach dem ›Gefühl‹ nach. Verstärktes Bewußtsein und größere Selbstbeherrschung sind das Ergebnis. *

Diese Stelle macht uns mit einem weiteren berühmten Alexander-Begriff bekannt – dem Begriff der ›Unterbin-

---

* Übersetzung von Herberth E. Herlitschka

dung‹ (Inhibition). In Alexanders Gedankenwelt ist die Unterbindung bzw. das Nichteingreifen etwas Gutes – der Mensch hemmt absichtlich falsche Handlungsabläufe und lernt, sie durch richtige zu ersetzen: Er lernt zu denken, bevor er etwas tut, und zwar in jeder Situation.

Alexander lehrte, daß, wenn man sich auf den richtigen Gebrauch des Körpers konzentriert, dieser richtige Gebrauch automatisch an das Gehirn weitergeleitet wird. Wie Huxley richtig beobachtete, kann man auch sehr komplizierte Verhaltensmuster hemmen. Der neurotische und der geistesgestörte Mensch sind beide an ihrer gebeugten, traurigen, resignierten Haltung zu erkennen. Wenn sie dazu gebracht werden könnten, aufrecht zu gehen, würden sie, entsprechend der Theorie, ihr neurotisches und geistesgestörtes Verhalten verlieren. Ersetzt man eine falsche Gewohnheit durch eine richtige, gibt man dem Geist einen neuen Verhaltensauftrag.

Die späten Jahre

Obwohl sich der Ruf Alexanders in Großbritannien im Laufe der 30er Jahre festigte, ging er, als 1939 der II. Weltkrieg ausbrach, wieder nach Amerika. Bei seiner Rückkehr nach England 1943 mußte er jedoch feststellen, daß immer häufiger Kritik an seiner Arbeit geübt wurde. Der massive Angriff eines südafrikanischen Sportlehrers namens Dr. Ernst Jokl auf sein Buch, das in Südafrika – wo er hohes Ansehen genoß – erschienen war, versetzte ihn in Rage. Eine gerichtliche Auseinandersetzung folgte, die Alexander gewann.

Obwohl Alexander die Siebzig schon weit überschritten hatte, unterrichtete er nach wie vor bis zu 16 Stunden täglich. Er wirkte unermüdlich und nutzte seine nie erlahmende Energie, um das, was er predigte, auch zu praktizieren. Im Alter von 79 Jahren (d. h. 1947) erlitt er jedoch einen Schlaganfall, der zu einer vorübergehenden Bewegungsunfähigkeit des linken Beines und Armes sowie zu einer Lähmung der linken Gesichtshälfte führte. Erstaunlicherweise erholte er sich und unterrichtete danach weiter bis zu seinem Tod, der ihn am 10. Oktober 1955 nach einer kurzen Krankheit ereilte. Er war 86 Jahre alt geworden. Während seiner letzten Lebensjahre hatte er seine Technik verfeinert und andere Lehrer ausgebildet, die sein Werk fortsetzen sollten.

Trotz all seiner Leistungen ist Frederick Matthias Alexander nie so berühmt geworden wie beispielsweise Freud oder Jung. Der amerikanische Alexander-Lehrer Michael Gelb, Autor des Buches *Körperdynamik*, führt dafür zwei mögliche Gründe an. Zum einen hat Alexander nie Wert darauf gelegt, zur ›gutbürgerlichen Welt‹ zu gehören, und hat es sich zeitlebens mit einflußreichen Menschen verdorben. Außerdem war er nur zögernd bereit, Verantwortung abzugeben, so daß er erst im späten Alter anderen einen Lehrauftrag erteilte. Er war der Meinung, daß nur er seine Methode richtig lehren konnte.

Da er nur so wenige Lehrer ausgebildet hatte, wurde seine Arbeit nach seinem Tod bis in die 60er Jahre nur vereinzelt fortgeführt. In Großbritannien bemühte sich vor allem der Arzt Wilfred Barlow, der in die Alexander-Familie eingeheiratet hatte, um die Verbreitung der Lehre und die Anwendung der Technik in seiner medizinischen Praxis.

Wissenschaftliche Anerkennung

Erst als sich eine oder zwei amerikanische Universitäten dazu entschlossen, die Alexander-Technik einer wissenschaftlichen Prüfung zu unterziehen, erfuhr sie eine Wie-

derbelebung und erreichte allmählich den Bekanntheits-
grad, den sie heute genießt.

Durch die stroboskopische Photographie* und die Elektromyographie** (zwei Verfahren, die zu Zeiten Alexanders noch nicht erfunden waren) konnte aufgezeigt werden, daß die Bewegungen und der ›Gebrauch‹ des Körpers, so wie Alexander ihn lehrte, weitreichende positive
Auswirkungen haben. Er hatte in der Tat eine Methode
entdeckt, durch die sich falsche Gewohnheiten verlernen
lassen und richtigere an ihre Stelle treten können.

Damit war wissenschaftlich bewiesen, daß die Technik
kein ›Luftschloß‹ oder Märchen ist, sondern funktioniert
und fast hundertprozentig Erfolg verspricht.

Weitere Untersuchungen in Amerika zeigten, daß viele
Kinder bereits im Alter von 11 Jahren ernsthafte körperliche Störungen aufwiesen, die, sofern keine Abhilfe geschaffen wird, schließlich zu schwerwiegenden geistigen, seelischen und körperlichen Problemen führen.

Dem wiedererwachten Interesse an alternativen Heil-
methoden und an der ganzheitlichen Medizin, die die
Einheit von Körper, Geist und Seele wiederherstellen will,
haben wir es zu verdanken, daß dem Werk Alexanders
endlich die Anerkennung zuteil wird, die ihm zukommt.
Da immer mehr Menschen feststellen, daß die hochtech-
nisierte und pharmazeutische Medizin versagt, wenden
sie sich immer mehr den alternativen Therapien zu.

Die Alexander-Methode erfordert eine grundlegende
Überprüfung der Art und Weise, wie wir uns verhalten,
und unseres Selbstverständnisses. Sie erfordert Übung,
harte Arbeit und einen guten Lehrer. Erfreulicherweise
gibt es heute viele ausgezeichnete Lehrer, die die einma-
lige Lehre Alexanders an andere weitergeben.

---

* Stroboskopie = Sichtbarmachung von Bewegungen
** Elektromyographie = Registrierung der Muskelaktionsströme

2

Die Grundlagen
der Technik

Selbst viele Lehrer und Ausübende der Alexander-Technik scheuen sich vor einer genauen Definition und ziehen es vor, die Technik zu beschreiben, indem sie erklären, was sie nicht ist.

Es handelt sich bei der Alexander-Technik weder um eine reine Entspannungsmethode noch um eine Reihe gymnastischer Übungen. Es geht auch nicht darum, irgend etwas zu erlernen, sondern eher darum, zu verlernen, unseren Körper falsch zu gebrauchen. Und da das, was wir mit unserem Körper falsch machen, wahrscheinlich bereits zur Gewohnheit geworden ist, genügt es nicht, einfach zu sagen: Mach es ab jetzt so, und du wirst dich wohler fühlen.

Zur weiteren Verkomplizierung tragen Begriffe wie ›Primärkontrolle‹, ›Gebrauch‹, ›Zielstrebigkeit‹, ›Mittel, wodurch‹ und ›Nichteingreifen‹ bei, die Alexander allesamt mit einem besonderen Bedeutungsinhalt versehen hat, um zu beschreiben, wie Menschen mit sich selbst umgehen.

Haben wir seine grundlegenden Prinzipien und Fachausdrücke erst einmal verstanden, fällt es nicht mehr schwer, die Technik zu begreifen, zu lehren oder sie in die Praxis umzusetzen.

Alexander war der Überzeugung, daß die meisten von uns viel zuviel Energie aufwenden, um alltägliche Bewegungen wie bücken, hinsetzen, stehen oder gehen auszuführen. Darüber hinaus zwängen wir unseren Körper in ›unnatürliche‹ Formen und Positionen, ohne uns dessen in der Regel bewußt zu sein. Ein kleines Kind, erklärte er, läuft und ›gebraucht‹ seine Wirbelsäule noch ganz natürlich richtig. Das gleiche Kind wird jedoch innerhalb kürzester Zeit eine schlechte Haltung und einen falschen ›Gebrauch‹ seines Körpers entwickeln. Das Kind lernt dies, indem es die Erwachsenen nachahmt und ihm von denselben Erwachsenen fälschlicherweise gesagt wird, wie es Dinge tun soll.

Die so erworbenen falschen Gewohnheiten werden weiter verstärkt, zum Beispiel durch schlecht konstruierte Stühle und – auf einer anderen Ebene – durch negative emotionale Reaktionen auf Reize. Übertriebene Schüchternheit oder Ängstlichkeit kann schon bei einem ganz kleinen Kind zu einer schlechten Haltung führen. Während der Körper sich den falschen ›Gebrauch‹ angewöhnt, wird parallel dazu der Geist falsche oder negative Formen des Denkens annehmen. Allmählich werden sich diese Gewohnheiten zu stehen, zu sprechen und so weiter so sehr verfestigen, daß sie tatsächlich zu einem Teil von uns werden, zu ›unserer Art und Weise‹, Dinge zu tun. All das geschieht so unterschwellig und unbewußt, daß niemand etwas bemerkt – am allerwenigsten der Mensch, der diese falschen Gewohnheiten entwickelt.

Das Wesen der Alexander-Technik besteht in der Vermittlung neuer und besserer Bewegungsabläufe, die als neue Gewohnheiten die alten ersetzen können. Je früher im Leben damit begonnen wird, desto leichter geht es.

Die meisten Kinder wissen nicht, und niemand bringt es ihnen bei, wie sie richtig sitzen, stehen, atmen, ja sogar sprechen. Sie können es nicht lernen, weil selbst ihre Lehrer es nicht wissen. Falsche körperliche Verhaltensweisen haben jedoch einen Verstärkungseffekt, da sie Muskeln und Gelenke stark belasten. Bereits als junge Erwachsene werden die meisten von uns ein verbogenes Rückgrat haben, was wiederum zu Problemen in allen Gelenken führt, einschließlich der Beine und Füße. Alle Einwirkungen auf die Wirbelsäule werden mit der Zeit auch alle lebenswichtigen inneren Organe betreffen, weshalb eine falsche Körperhaltung später zu Herz-, Nieren- und Lungenkrankheiten führen kann.

Wenn der Körper einfühlsam und fachmännisch wieder ›ausgerichtet‹ wird, wirkt sich dies nicht nur auf körperlicher Ebene aus. Alte Denkmuster und Gefühle verschwinden, und wir können ein neues positives Denken, Selbstvertrauen und innere Ruhe entwickeln. Indem wir uns vollständig auf den Körper konzentrieren und den Geist ausschalten, können wir uns von allen negativen Einstellungen befreien, die sowohl unserem geistigen wie körperlichen Wohlbefinden abträglich sind.

Negative Einflüsse

Die große Frage lautet: Da wir alle mit einer Wirbelsäule geboren werden, die ohne Belastung und Verkrümmung vollkommen richtig funktioniert, warum sollten wir dann so früh im Leben falsche Gewohnheiten annehmen, Gewohnheiten, die wir selbst oder unsere Mitmenschen gar nicht wahrnehmen?

Alexander glaubte, daß die Anfänge in der Schule zu suchen seien. Sein ganzes Leben lang hat er gegen die modernen Erziehungsmethoden gekämpft, weil er davon überzeugt war, daß sie mehr schaden als nützen. In primitiven Kulturen, erklärte er, gingen Kinder nicht zur

Schule, sondern spielten auf dem Dorfplatz in seliger Unkenntnis der Tatsache, daß es Bücher und Klassenzimmer überhaupt gibt. Heutzutage schreibt das Gesetz vor, daß Kinder zur Schule gehen – mit wenigen Ausnahmen –, wo sie den größten Teil ihrer Kindheit zwischen Langeweile und Angst zubringen. Bei den meisten Kindern, behauptete Alexander, führe die Langeweile, die sie empfinden, dazu, daß sie auf ihren Stühlen und über ihren Tischen hängen und bei jeder Gelegenheit herumlümmeln.

Das Fernsehen steckte zu Alexanders Zeiten noch in den Kinderschuhen, aber heutige Alexander-Lehrer meinen, daß sich das Problem dadurch noch verschlimmert hat. Die Kinder, die den ganzen Tag schlaff auf ihren Stühlen in der Schule sitzen, kommen nach Hause und hocken sich vor den Fernseher.

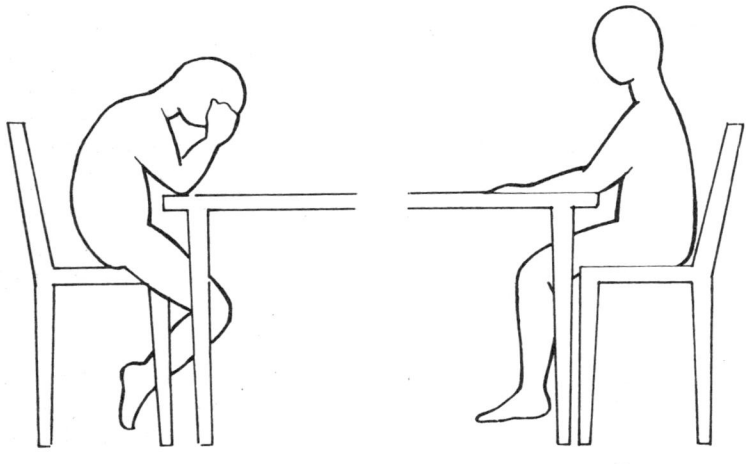

Ein Kind,
das über dem Tisch
hängt

Eine
ausgeglichenere
Sitzposition

42

Der normale Sportunterricht kann die Haltungsschäden nicht beheben. Alexander war davon überzeugt, daß im großen und ganzen der Sportunterricht in den Schulen viel mehr darauf abzielte, Medaillen zu gewinnen und Höchstleistungen zu erreichen, als die richtige körperliche Entwicklung des Kindes zu fördern. Einige Alexander-Lehrer halten es für wahrscheinlich, daß, je mehr und je einseitiger sich Kinder sportlich betätigen, sie um so anfälliger für spätere körperliche Erkrankungen sein werden. Denn viele Trainer und Sportlehrer machen sich kaum jemals Gedanken darüber, was sie dem kindlichen Körper antun, wenn sie die Kinder dazu anspornen, bestehende Rekorde zu brechen oder immer mehr Wettkämpfe zu gewinnen.

Junge Turner beispielsweise opfern den größten Teil ihrer Kindheit dem Training, um mit 14 oder 15 einen internationalen Standard zu erreichen. Das ständige Trainieren, das durch die fast unerreichbar hohen Maßstäbe erforderlich wird, führt dazu, daß ihre Körper bereits im jugendlichen Alter dauerhaft geschädigt sind. Das gleiche widerfährt vielversprechenden Tennisspielern, Schwimmern, Leichtathleten und Tänzern. Da die meisten dieser Aktivitäten dem Körper unnatürliche Haltungen abverlangen, mitunter sogar stundenlang, kann es nicht überraschen, daß mit der Zeit alle Gelenke und Muskeln Schaden erleiden.

In der Tat hat sich die Zahl der ernsthaften Verletzungen bei jungen Menschen aufgrund der Tatsache, daß solche sportlichen Betätigungen immer härterer Konkurrenz unterliegen, drastisch erhöht. Zahlreiche Ärzte haben sich auf die Behandlung von Sportverletzungen spezialisiert, und es gibt kaum einen bekannten Sportler, der keine größeren Verletzungen durchgemacht hat. Die junge Tennisspielerin Tracy Austin, ein Wunderkind, mußte bereits mit Anfang Zwanzig aufgrund von wiederholten, schlimmen Verletzungen durch übermäßiges Training ihren Sport aufgeben. Das gleiche widerfuhr Andrea Jaeger, einer ebenfalls international anerkannten Tennisspielerin im Teenageralter. Billie Jean King, sechsmalige Wimbledonsiegerin, hat sich durch die hohen Anforderungen des internationalen Tennissports dauerhafte Kniegelenksverletzungen zugezogen. Der springende Punkt dabei ist, nach Alexander, sobald das Knie oder ein anderes Gelenk verletzt ist, werden unweigerlich auch andere Gelenke in Mitleidenschaft gezogen, und zwar deshalb, weil alle Teile des Körpers miteinander verbunden sind und zusammenarbeiten.

Muskelzerrungen, Hüftleiden, Achillessehnen- und Kniebänderrisse sind Erkrankungen, die allesamt aus der Überdehnung einer sehr kleinen Gruppe von Muskeln resultieren.

Später können diese Verletzungen bei entsprechender Veranlagung (Stoffwechselstörungen) auch zu Rheumatismus, Arthritis und Gicht führen. Die modernen Sport-Programme sind keineswegs darauf ausgerichtet, Menschen fit zu machen, sondern ruinieren letztlich ihre Gesundheit.

Alexander-Lehrer verdammen sportliche Aktivitäten nicht generell und sind auch keine Befürworter von Körpern ohne Spannkraft, aber sie kritisieren, daß Sportlern immer wieder eingetrichtert wird, sich nur auf das Endergebnis zu konzentrieren, weshalb sie sich kaum jemals die Zeit nehmen, darüber nachzudenken, was Alexander die ›Mittel, wodurch‹ nannte. Und doch wäre es, schenkten sie den Mitteln mehr Aufmerksamkeit, sehr viel mehr Menschen möglich, sich ihr ganzes Leben lang an sportlichen Aktivitäten zu erfreuen und sich so gesund und fit zu halten.

Körperliche Fehlbeanspruchungen müssen nicht stark ausgeprägt sein, um Erkrankungen zu verursachen. Selbst eine Gewohnheit wie das Übereinanderschlagen der Beine beim Sitzen kann im Laufe der Jahre den Körper ernsthaft schädigen. Wenn Sie bei Ihrer beruflichen Tätigkeit viel telefonieren müssen, kann bereits die Art, wie Sie den Telefonhörer halten, dazu führen, daß Ihr Hals, Ihr Kopf und Ihr Körper nicht mehr richtig ausgerichtet sind.

Solche Kleinigkeiten können den Körper so aus dem Gleichgewicht bringen, daß er für ernste Erkrankungen anfällig wird.

Aber es ist immer möglich, derartige Verhaltensweisen zu berichtigen — zumindest so weitgehend, daß es dem Körper nützt — durch das Erlernen und Ausüben der Alexander-Technik. Im Anschluß deshalb eine Kurzfassung der wichtigsten Gedanken Alexanders:

Primärkontrolle

Mit ›Primärkontrolle‹ bezeichnet Alexander die Beziehung von Kopf und Nacken zum übrigen Körper. Stimmt diese Beziehung, befindet sich der ganze Körper im Gleichgewicht, das heißt, er ist ›ausgerichtet‹.

Bei den meisten von uns ist dies jedoch leider nicht der Fall; wir neigen dazu, den Kopf zurückzuwerfen und die Wirbelsäule beim Sitzen zu versteifen und zu verkürzen. Wir sind uns natürlich nicht bewußt, daß wir dies tun — daß wir es ständig tun. Irgendwann wird sich die Wirbelsäule verbiegen, bis sie sich schließlich nicht mehr aufrichten kann, so sehr wir es auch versuchen. Man kann das Ergebnis dieses jahrelangen ›Mißbrauchs‹ in den ›Witwenbuckeln‹ vieler alter Menschen sehen, was noch durch die Entkalkung der Knochen gefördert wird.

Dieses offensichtliche Problem des Alters hat seinen Ursprung in der Jugend, und nicht selten bereits in der Kindheit. Wenn wir beim Hinsetzen nach alter Gewohnheit den Kopf zurückziehen, werden wir früher oder später Kreuzschmerzen bekommen. Wir sind uns dessen, daß wir den Kopf zurückziehen, jedoch kaum jemals bewußt. Indem wir uns ständig auf eine bestimmte Art bewegen, ›verändern wir unseren Körperbau‹, meint der führende Alexander-Lehrer Wilfred Barlow.

Eine Möglichkeit, die richtige ›Primärkontrolle‹ zurückzugewinnen, besteht darin, sich immer und überall vorzustellen, daß ein Faden oben aus Ihrem Kopf heraustritt,

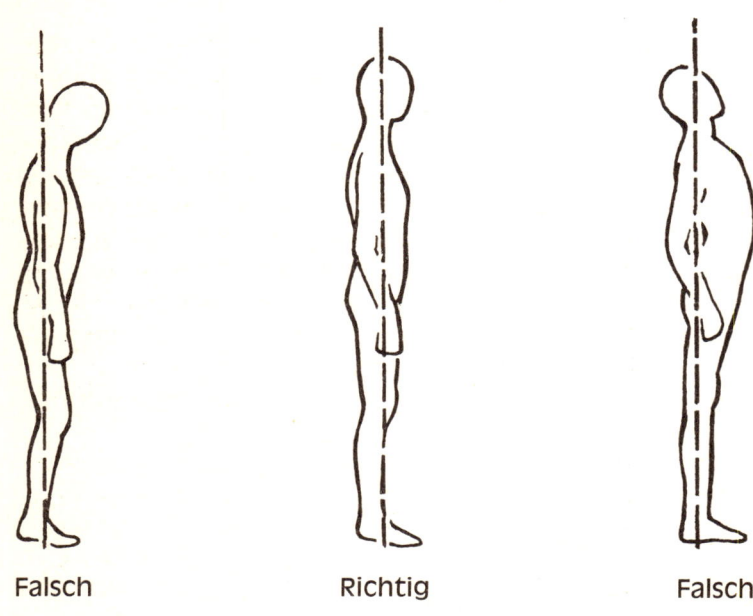

Falsch   Richtig   Falsch

Durch die Bewegung des Kopfes nach vorne und nach oben wird der Körper gerade ausgerichtet der Sie behutsam gen Himmel zieht. Auf diese Weise können wir unsere Wirbelsäule dehnen und weiten, um so die richtige Körperhaltung und das richtige Gleichgewicht zu erlangen. Üben Sie es jetzt und wenn möglich den ganzen Tag über. Diese Übung wird Ihnen helfen, Ihren Körper wieder gerade auszurichten, damit alle Organe und Muskeln wieder ihren richtigen Platz finden.

Beim Hinsetzen ziehen die meisten Menschen ihren Kopf zurück auf die Schultern und krümmen gleichzeitig ihren Rücken. Dies kann zu einer Erkrankung führen, die unter dem Namen Lordose bekannt ist: dabei ist das Rückgrat dauerhaft vorgewölbt, das ›Hohlkreuz‹ ist entstanden.

Die richtige ›Primärkontrolle‹ ist sowohl für die Körperhaltung, Anmut und Geschmeidigkeit der Bewegungen wie auch für die Funktion des Gehirns notwendig. Nur durch eine richtige und vollständig aufrechte Haltung haben wir die Möglichkeit, unser gesamtes geistiges wie körperliches Potential zu verwirklichen. Die Alexander-Technik lehrt uns, wie wir die Muskeln unserer Wirbelsäule dehnen, damit eine natürliche aufrechte Haltung gewährleistet wird. Einer der ersten Nutzen dieser Übung besteht darin, daß der Druck auf die Bandscheiben zwischen den Rückenwirbeln verringern wird, das heißt, daß die Wirbelsäule nicht mehr zusammengepreßt ist und wir insgesamt größer werden.

Durch die ›Primärkontrolle‹ haben wir die Möglichkeit, uns der Art, wie wir uns bewegen, stehen und setzen bewußt zu werden. Und die meisten Menschen, die Unterricht in der Alexander-Technik genommen haben, stellen fest, daß die Verbesserung der Haltung einhergeht mit einer Verbesserung ihrer allgemeinen Verfassung durch das Nachlassen von geistiger Anspannung und Angstgefühlen.

Antischwerkraft

Die Schwerkraft bewirkt, daß alles nach unten gezogen wird. Alexander vertrat die Ansicht, daß wir ständig gegen diese Anziehungskraft ankämpfen und eine ›Antischwerkraft‹ entwickeln müssen. Das setzt voraus, daß wir uns ständig darum bemühen, die Wirbelsäule zu dehnen, und uns bewußt sind, daß wir an einem unsichtbaren Faden nach oben gezogen werden. Wir müssen nun nicht permanent nach oben schauen, sondern uns einfach vorstellen, daß der Faden aus unserem Kopf heraustritt. Nach mehrmaligem Üben werden wir bald spüren, daß wir jede Bewegung leicht und anmutig ausführen, und daß Rücken-, Kopf- und Nackenschmerzen wie von selbst verschwinden.

›Zielstreben‹

Dies ist ein weiterer wichtiger Begriff, den Alexander geprägt hat. Die meisten Menschen sind so versessen darauf, ihr Ziel zu erreichen, daß sie vollkommen vergessen, auf das Wie der Ausführung einer bestimmten Aufgabe zu achten. Wenn wir uns zum Beispiel hinsetzen, denken die meisten nicht darüber nach, was geschieht, wenn wir uns aus unserer aufrechten Position in eine sitzende begeben. Wir wissen lediglich, daß wir plötzlich sitzen. Wir könnten einwenden, daß der Ablauf des Sich-Hinsetzens mehr oder weniger unbedeutend ist, aber für Alexander gab es keine unbedeutenden Tätigkeiten. Jede Handlung, die zu einer Veränderung der Körperhaltung führt, ist wichtig.

Gewöhnlich wenden wir unangemessen und übermäßig viel Kraft auf, um unser Ziel zu erreichen, und in unserem Eifer vergessen wir, darüber nachzudenken, ob die

Mittel, derer wir uns bedienen, nicht vielleicht schädlich sind. Alexander vertrat die Ansicht, daß das Ziel niemals die Mittel rechtfertigt – für ihn waren immer die Mittel wichtiger.

›Zielstreben‹ ist der schöpferischste und umwälzendste Begriff Alexanders. Wenn wir uns zielstrebig verhalten, wenden wir immer übereilte und kraftraubende Mittel an. Denn wir haben die Vorstellung, daß wir ein Ziel so schnell wie möglich erreichen müssen, damit wir das nächste in Angriff nehmen können. Verhalten wir uns einmal zielstrebig, so Alexander, verhalten wir uns immer zielstrebig. Wir werden hastig und überstürzt essen, Türen öffnen, Auto fahren und auch auf die gleiche Weise dafür sorgen, daß andere unsere Meinungen hören.

Das ›Zielstreben‹ zeigt seine schädlichste Wirkung in Schulen. Die Kinder lernen, daß nur die Ergebnisse, das heißt die bestandenen Prüfungen zählen, damit sie die nächste Stufe erreichen, wo noch mehr Prüfungen bestanden und noch mehr Hürden genommen werden müssen. Diese Zwänge schaffen Menschen, die zum ›Typ A‹ gehören – versessen auf Erfolg um jeden Preis, selbst wenn sie sich dabei Herzanfälle und quälende Rückenschmerzen einhandeln.

Es wäre jedoch falsch, anzunehmen, daß Alexander gegen jede Leistung war. Weit gefehlt. Er selbst war ein Mensch, der viel geleistet hat, doch er war davon überzeugt, daß ›Zielstrebigkeit‹ unweigerlich zu langfristigen Problemen führt, da sie auf schnelle Befriedigung ausgerichtet ist und mögliche langfristige Schäden nicht wahrhaben will.

Der Vorgang des ›Zielstrebens‹ ist in den Augen Alexanders bezeichnend für unsere Gesellschaft. Wenn wir krank sind, suchen wir einen Arzt auf, damit er uns Tabletten verschreibt, die unser Problem vertreiben. Wir suchen sofortige Antworten und Lösungen. Das gleiche tun wir, wenn wir Kunstdünger auf unsere Felder sprühen, damit wir größere, bessere und zuverlässigere Ernten erzielen. Obwohl wir dadurch den Boden zerstören, versprühen wir jedes Jahr noch mehr künstliche Düngemittel, um diese gewünschten Ergebnisse zu erzielen.

Während wir ›zielstrebig‹ verfahren, kümmern wir uns nicht um die Mittel, die wir einsetzen, um unser angestrebtes Ziel zu erreichen. Wenn es uns nur gelingen wollte, innezuhalten und statt dessen über die Mittel nachzudenken, hätten wir gute Aussichten, daß sich die Funktionen unseres Körpers allmählich berichtigen.

Die ›Mittel, wodurch‹

Dieser Begriff bezieht sich auf die Art und Weise, in der wir Dinge tun, und auf die Mittel, die wir einsetzen, um ans Ziel zu kommen. Statt lediglich an das zu denken, was wir erreichen wollen, sollten wir unsere Motive, unsere Fähigkeiten und unsere Eignung für bestimmte Aufgaben überprüfen.

Nur wenn wir lernen, auf die Mittel zu achten, werden wir eingefahrene falsche Gewohnheiten verändern können. Es nützt überhaupt nichts, einem Menschen, der in sich zusammengesunken ist, zu sagen, »stell dich aufrecht hin«. Er oder sie mag sich dadurch vielleicht vorübergehend aufrichten, aber schon nach kurzer Zeit wieder die alte Haltung einnehmen. Diese zusammengesunkene Haltung kann nur berichtigt werden, indem man jedesmal sorgfältig registriert, wie man aufsteht. Durch genaues Beobachten der verschiedenen Stellungen, die beim Aufstehen eingenommen werden, können falsche Körperhaltungen allmählich korrigiert werden. Nur wenn man den Unterschied selbst spürt, wird man seine Bewegungen bewußt steuern lernen.

Jedesmal, wenn wir Dinge falsch machen — und nach Alexander machen zielstrebige Menschen eine ganze Reihe von Dingen falsch —, tragen wir dazu bei, daß sich die falschen Gewohnheiten noch mehr verfestigen. Im Sport nennt man diesen Prozeß ›einschleifen‹. Trainer wissen, daß jedesmal, wenn ein Spieler einen Ball falsch schlägt, das Risiko steigt, daß er es wieder tut. Dieser automatische Ablauf kann nur korrigiert werden, indem man wieder bei Null anfängt. Sportpsychologen — die mittlerweile genauso wichtig sind wie Trainer — versuchen herauszufinden, warum ein Ball falsch geschlagen und warum eine falsche Schlagtechnik entwickelt wird. In den meisten Fällen sind Angst, Unruhe und Anspannung dafür verantwortlich.

Wir müssen lernen, das Endziel zu vergessen, lernen, daß es in Wirklichkeit gar nicht zählt, damit wir Streß und Anspannung in Körper und Geist abbauen können. Nur wenn wir uns auf die Mittel konzentrieren, kann das Ergebnis natürlich erzielt werden. Im Grunde heißt das, daß wir zu einer inneren Ruhe gelangen müssen, damit sich Selbstvertrauen und Selbstwertgefühl entwickeln können.

Nichteingreifen

Das, was Alexander unter dem Begriff Nichteingreifen versteht, bedeutet nichts anderes, als daß wir lernen, etwas nicht mehr zu tun oder eine falsche Gewohnheit bewußt zu ›hemmen‹.

Alexander war der Meinung, daß eine falsche Handlung nicht allein durch Willensanstrengung, indem man sich diese Handlung verbietet, unterbunden werden kann.

Eine falsche Gewohnheit läßt sich nur dadurch ablegen, daß man sie allmählich durch eine richtige ersetzt. Es führt nirgendwo hin, sich einzureden »Ich werde ab sofort meine Schultern nicht mehr hochziehen«, da Sie sich dessen, daß Sie die Schultern hochziehen, in der Regel nicht einmal bewußt sind. Wenn Sie dagegen sich selbst dazu auffordern, das Rückgrat zu dehnen und zu strecken, werden Sie ganz automatisch Ihre Schultern nicht mehr hochziehen; Sie werden in der falschen Bewegung, die dazu führt, daß der Körper nicht im Gleichgewicht ist, ›innehalten‹.

Dieses Innehalten hat nichts damit zu tun, natürliche Gefühle und Reaktionen zu unterdrücken. Es ist lediglich ein Mittel, um eine zielstrebige Reaktion zu unterbinden, die bei den meisten Menschen zu einem Reflex geworden ist und damit unbewußt abläuft. Durch diesen Vorgang kann eine automatische Reaktion wieder in unser Bewußtsein vordringen, wodurch sie nicht länger ein Reflex ist. Die Reflexe, die automatischen Bewegungen sind es, die den Schaden anrichten.

Es mag, abhängig davon, wie eingefahren diese Bewegungen sind, lange dauern und viel Anstrengung erfordern, bis wir gelernt haben, innezuhalten. Achten Sie, wenn Sie sich das nächste Mal anziehen, darauf, welchen Strumpf Sie zuerst anziehen. Wissen Sie es? Die meisten von uns haben nicht die leiseste Ahnung, wie sie sich anziehen. Erst dann, wenn wir diese Reflexbewegungen aus irgendeinem Grund nicht mehr ausführen können, weil wir vielleicht durch einen gebrochenen Arm daran gehindert werden, sind wir gezwungen, darüber nachzudenken, wie wir etwas tun.

Wenn wir lernen, uns selbst Anweisungen zu geben, bevor wir etwas tun, machen wir uns unsere Handlungen bewußt und haben damit die Möglichkeit, mehr Einfluß zu nehmen. Wir tun Dinge ›unbewußt‹, wenn wir uns so sehr an sie gewöhnt haben, daß wir mit unseren Gedanken ganz woanders sind. Die meisten Menschen konzentrieren sich nicht auf das Anziehen am Morgen, sondern denken bereits an die Arbeit oder an andere Dinge, die sie sich für den Tag vorgenommen haben.

Daran wäre nichts auszusetzen, sofern wir diese unbewußten, reflexbedingten Handlungen richtig ausführen. Es ist jedoch sehr wahrscheinlich, daß wir dies nicht tun und daß wir jedesmal, wenn wir unsere Strümpfe anziehen, unseren Körper unnatürlich verrenken.

Wenn wir lernen, unsere Reflexe zu kontrollieren, verhelfen wir Körper und Geist zu neuer Beweglichkeit und Kraft.

Gebrauch

Der Begriff bezieht sich auf die Art und Weise, wie wir unseren Körper gebrauchen (oder in vielen Fällen mißbrauchen). Der Alexander-Technik liegt die Idee zugrunde, daß Persönlichkeit, Charakter und Gefühle davon beeinflußt werden, wie wir unseren Körper gebrauchen.

Alexander fand heraus, daß die Hauptursache seiner Stimmprobleme (siehe Kap. 1) in dem ständigen ›falschen Gebrauch‹ seines Körpers lag. Der erste Schritt zur Korrektur des falschen Gebrauchs besteht darin, Kopf und Hals wieder richtig zu gebrauchen, also die Primärkontrolle wieder herzustellen.

Sobald wir den richtigen Gebrauch zurückgewonnen haben, sind nach Meinung Alexanders unseren Möglichkeiten keine Grenzen mehr gesetzt. Der beste Umgang mit unserem Körper ist derjenige, der die maximale Funktionsfähigkeit des ganzen Organismus fördert und damit sein Gleichgewicht gewährleistet. Wenn sich der

Körper im Gleichgewicht befindet, werden alle Beschwerden, die durch Anspannung und Verspannung entstehen, wie Migräne, Kreuzschmerzen und Magengeschwüre verschwinden.

Richtiger Gebrauch heißt auch, daß wir unsere Muskeln dazu (um)erziehen müssen, sich auf andere Art und Weise zu bewegen.

Funktion

Dieser Begriff bezeichnet die Art und Weise, wie der Körper arbeitet. Alle Organe, Gliedmaßen und Muskeln haben spezifische Funktionen und arbeiten auf bestimmte Weise. Wenn wir unseren Körper falsch gebrauchen, beeinträchtigen wir diese Funktionen, und unsere Organe können nicht ungehindert arbeiten. Der richtige Gebrauch ermöglicht das richtige Funktionieren.

Reiz

Dieser ›Lieblingsbegriff‹ Alexanders bezeichnet das, was eine bestimmte Art von Bewegung auslöst. Durch ständige Wiederholungen werden Bewegungen, die eine besondere Funktion haben, zur Gewohnheit, sie werden automatisiert. Wir müssen uns umerziehen, damit wir uns dieser geistigen, körperlichen und emotionalen Reize bewußt werden, die bestimmte Verhaltensmuster bei uns hervorrufen.

Wir können unsere Reaktion auf einen Reiz verändern, indem wir unser Verhalten bewußt kontrollieren. Vielleicht haben wir das Gefühl, daß wir gar nicht anders können, als zornig zu reagieren, wenn wir enttäuscht oder gekränkt werden. In diesem Fall ist der Zorn zu einer erlernten Reaktion, einer Gewohnheit geworden.

Unser Körper reagiert ebenfalls automatisch – und zwar immer dann, wenn wir nicht vorsichtig sind. Wir nehmen an, daß Zittern, Blinzeln und Stottern unwillkürliche Bewegungen sind, doch in Wirklichkeit haben wir sie gelernt – vor so langer Zeit, daß wir scheinbar schon immer damit gelebt haben. Menschen, die beispielsweise an der Parkinsonschen Krankheit leiden, können die Bewegung ihrer Gliedmaßen nicht mehr koordinieren; die meisten von uns können jedoch, wenn sie wollen, ihre Reaktion auf jeden Reiz verändern.

Sinn und Zweck der Lehre Alexanders ist es, mehr Handlungen und Tätigkeiten unseres Lebens in den Bereich der bewußten Steuerung zu bringen, damit wir wirklich Meister unseres Schicksals werden. Indem wir unser Reaktionsmuster auf Reize verändern, befreien wir sowohl Körper als auch Geist von unnötigen Begrenzungen.

Vor allen Dingen aber bedeutet die Arbeit mit der Alexander-Technik, darauf vorbereitet sein zu müssen, Verhaltensmuster der Vergangenheit sowie alte, überholte Reaktionen abzulegen und sie durch neue, dynamische Denk- und Verhaltensweisen zu ersetzen. Das Festhalten an der Vergangenheit in Form von eingefahrenen Gewohnheiten vereitelt unsere Zukunft. Lernen Sie loszulassen, damit Ihr ›wahres‹ Selbst zum Vorschein kommen kann.

3

Die
körperlichen Auswirkungen

Die Alexander-Technik beruht in erster Linie darauf, daß wir verstehen, was ihr Begründer mit dem Ausdruck ›Primärkontrolle‹ gemeint hat – das heißt das Verhältnis von Kopf und Hals zum Rest des Körpers. Wenn Kopf und Hals, ›ausgerichtet‹ sind, wird auch der Rest des Körpers in guter Verfassung sein.

Das Problem zeigt sich darin, daß die meisten Menschen dazu neigen, den Kopf und Hals zurückzuwerfen und dadurch beim Hinsetzen die Wirbelsäule zu versteifen und zu verkürzen.

Alexander beschäftigte sich ausführlich mit der Wirbelsäule, weil er der Überzeugung war, daß hier alle wesentlichen Erkrankungen ihren Ursprung haben. Einer der Gründe dafür ist, daß die meisten Menschen nicht wissen, wie die Wirbelsäule funktioniert und in welcher Beziehung Kopf, Hals und Körper zueinander stehen. Alexander vertrat die Ansicht, daß, obwohl uns die Natur mit einem perfekten Körper ausgestattet hat, der Lebensstil unserer modernen Welt dazu beigetragen hat, unsere aufrechten Körper zu verbiegen und zu entstellen, und daß negative Gefühle wie Angst, Unruhe und Zorn diesem von der Natur eingerichteten Gleichgewicht noch zusätzlichen Schaden zufügen.

Im Gegensatz zu anderen Lebewesen besitzt der Mensch einen Hals, der frei beweglich ist und somit einen sehr nützlichen weiten Sichtwinkel ermöglicht. Ein langer Hals, sagt der bekannte Alexander-Lehrer Wilfred Barlow, erlaubt dem Menschen auf der einen Seite mehr Bewegungsfreiheit, bedeutet aber andererseits, daß mehr Muskeln, als genaugenommen nötig sind, eingesetzt werden können. Dies ist einer der Gründe, warum wir unsere täglichen Aufgaben mit viel zuviel Energie und Kraft ausführen. Beobachten wir unsere Haustiere, wie Katze oder Hund, werden wir feststellen, daß sie ihre Energie niemals nutzlos vergeuden. Genauso verhält es sich bei fast allen wilden Tieren. Der Mensch ist das einzige Lebewesen, das aus Gewohnheit bestimmte Muskeln überbeansprucht – und aus diesem Grund sind Schmerzen in Rücken und Wirbelsäule so weit verbreitet. Immer dann, wenn Muskeln unnötig beansprucht werden, sind Rücken und Wirbelsäule übermäßiger Belastung ausgesetzt.

Selbst beim Sprechen, Schlucken und Atmen gebrauchen wir zu viele Muskeln. Dadurch können wiederum wichtige Muskeln im Kopf und Hals blockiert werden. Die Anwendung der Alexander-Technik führt zu einer größeren Beweglichkeit des Kopfes und des Halses, indem sie ein Gleichgewicht im Körper herstellt, das seinerseits den wirksamsten Gebrauch der Muskeln fördert.

Das Gleichgewicht, von dem hier die Rede ist, unterscheidet sich von dem, das die meisten Menschen normalerweise halten, da sich Körperschwerpunkt viel weiter hinten befindet. Anstatt sich vorzuneigen und dabei einen Buckel zu machen, was wiederum einen Hohlrükken und vorgedrückten Bauch bewirkt, werden die Schüler angeleitet, sich bis zum unteren Rücken möglichst ganz gerade zu halten. Der Hals sollte dabei weder nach vorne noch nach unten, sondern vielmehr nach oben und hinten gestreckt sein. Das bedeutet jedoch keineswegs eine steife Haltung nach militärischem Vorbild, sondern eine entspannte Geschmeidigkeit des ganzen Körpers. Sobald dies erreicht ist, verschwinden Verspannungen im Hals- und Kreuzbereich sofort, und der Körper wird fast unmerklich größer.

Ein weiterer wichtiger Aspekt ist, daß die Knie nicht durchgedrückt, sondern leicht angewinkelt sein sollen, und die Oberschenkel sich nicht berühren.

Diese Haltung ermöglicht eine Einzelbewegung der Wirbel, statt sie zusammenzupressen und unbeweglich zu machen. Der Druck auf die mit einer gallertartigen Masse gefüllten Bandscheiben zwischen den Rückenwirbeln wird somit unverzüglich aufgehoben, und sie können sich ausdehnen.

Darin liegt einer der Hauptgründe, warum die meisten Alexander-Schüler schon nach kürzester Zeit ein Gefühl der Leichtigkeit und Losgelöstheit von der Schwerkraft verspüren.

Am wichtigsten für das Gleichgewicht ist die von Alexander entwickelte Art des Stehens, die den ganzen Körper – Schultern, Ellenbogen, Hände, Hüften, Knie, Knöchel und Füße – in eine Stellung bringt, in der alle Gelenkflächen möglichst gerade und nicht gekippt aufeinander liegen. (Immer dann, wenn wir verkrampft sitzen, stehen oder gehen, verkürzen wir auch die Muskeln.)

Von Sportmedizinern durchgeführte Untersuchungen haben bestätigt, daß der wichtigste Aspekt der Muskelbalance die Dehnung, nicht die Verkürzung ist. Die meisten Aufwärmübungen dienen dazu, die Muskeln zu dehnen und diesen Zustand beizubehalten. Bei den meisten von uns werden die Muskeln statt dessen jedoch ständig verkürzt: das Sitzen in sogenannten bequemen

Sesseln, in Büros und Wohnzimmern, das Autofahren, das Reisen in Bussen und Flugzeugen, all das verkürzt unsere Muskeln.

Wenn Alexander-Lehrer ihre Schüler bitten, in die Hocke zu gehen, werden die Schüler diese Stellung – die Kindern nicht die geringste Schwierigkeit bereitet – oftmals nicht einnehmen können. Im Laufe der Jahre sind die Muskeln dermaßen geschädigt worden, daß sie nicht mehr in der Lage sind, die richtige Stellung einzunehmen. Der wichtigste Grund, warum der Durchschnittsmensch es nicht sehr lange mit übereinandergeschlagenen Beinen oder im Yogasitz aushalten kann, ist der, daß die Muskeln zu kurz geworden sind. In östlichen Ländern, wo die Hockstellung die normale Art des Sitzens darstellt und Stühle kaum vorhanden sind, erhält sich der Mensch diese Fähigkeit bis ins hohe Alter.

Die meisten Menschen ziehen beim Hinsetzen den Kopf ein, wölben den Rücken und schieben ihr Gesäß nach hinten. Auch das verkürzt die Muskeln und staucht die Wirbelsäule zusammen. Deshalb ist es wichtig, daß Sie sich nicht einfach auf den Stuhl fallen lassen, sondern daß Sie Ihre Knie beugen und sich dann langsam auf den Stuhl niederlassen, wobei Ihre Knie und nicht Ihr Rücken die Hauptarbeit leisten. Auf diese Weise wird sich auch das Becken nicht nach hinten schieben und der Oberkörper nicht nach vorne neigen. Die meisten Menschen haben sich so daran gewöhnt, sich einfach nach unten plumpsen zu lassen, daß es ihnen schwerfällt, sich ›richtig‹ hinzusetzen.

Die Beine sollten nie übereinandergeschlagen, sondern immer etwas gespreizt nebeneinander gestellt werden; verschränkte Knie beeinträchtigen die Durchblutung und erhöhen die Wahrscheinlichkeit von Rückenbeschwerden. Jeder, der eine vorwiegend sitzende Tätigkeit ausübt, sollte sich immer wieder vergewissern, daß er die Beine nicht übereinanderschlägt.

Wilfred Barlow weist in seinem Buch *Die Alexander-Technik* darauf hin, daß es sich bei der Alexander-Technik nicht um die überempfindlichen Ideen eines Mannes handelt. Alexanders Methode stellt nicht nur das Gleichgewicht der Wirbelsäule und der Muskeln wieder her, sondern sie verändert auch Vorgänge im Kopf. Alle Druckunterschiede, die im Körper gespürt werden, werden sofort im Kopf registriert. Die Information wird durch die komplizierten biochemischen Leitungen sehr viel genauer weitergeleitet, wenn der Kopf richtig auf dem Hals ruht. Das heißt, daß das kopfeigene ›geistige Niveau‹ richtig ausgepegelt ist.

Die Wirbelsäule

Wenn man die Alexander-Technik wirklich begreifen will, muß man die Wirbelsäule verstehen. Im folgenden wird vereinfacht dargestellt, welche Funktionen das Rückgrat erfüllt, wenn es richtig arbeitet.

Es hat vier wesentliche Funktionen:
- Es dient als notwendige Stütze für die aufrechte Haltung des Menschen.
- Es schützt das Rückenmark und die dort befindlichen Nervenstränge.
- Es ermöglicht eine Reihe von Bewegungen, schützt aber gleichzeitig den Körper vor Verletzungen.
- Es stellt die Verbindung zwischen Kopf, Schultern, Becken und Beinen dar.

Die Wirbelsäule setzt sich aus einer Anzahl von Knochen zusammen, den Rückenwirbeln. Diesen sind Polster, die sogenannten Bandscheiben, zwischengelagert. Die Wirbelsäule besteht aus 33 Wirbeln, die sich fünf Teilbereichen der Wirbelsäule zuordnen lassen. Sie haben die Form einer Trommel und sind an der Rückseite mit einem Dorn versehen. Die flachen Enden der Trommel befinden sich oben und unten. Die Rückenwirbel umschließen die wichtigsten Nervenstränge des Körpers und werden durch viele verschiedene Muskeln gestützt.

Die Wirbelsäule ist nicht gerade; sie ist an drei Stellen gebogen. Es gibt die Nackenkrümmung am Hals, die Brustkrümmung in Brustkorbhöhe und schließlich die Lendenkrümmung im unteren Rückenbereich. Besonders die Krümmung im Lendenwirbelsäulenbereich verlagert den Schwerpunkt über die Beine nach unten und übt einen nach unten gerichteten Druck auf die Hüftknochen aus.

Jeder Wirbel ist mit dem darunterliegenden verbunden, und das verleiht der ganzen Wirbelsäule eine große Beweglichkeit. Durch regelmäßige Übung, wie sie von Yogis und Turnern betrieben wird, kann eine noch größere Beweglichkeit der Wirbelsäule erreicht werden. Aber genauso, wie die Wirbelsäule einerseits beweglicher werden kann, kann sie andererseits auch extrem steif werden. Es ist außerdem leicht möglich, das empfindliche Gleichgewicht der Wirbelverbindungen durch falsche Haltung, Sich-Fallenlassen und falsches Sitzen zu stören.

Die Form der Wirbelsäule verändert sich im Laufe des Lebens. Die Natur hat es so eingerichtet. Die Wirbelsäule, die bei neugeborenen Kindern die Form eines großen C hat, nimmt später, das heißt in der Jugend und im Erwachsenenalter, allmählich die Form eines großen S an. Im Verlauf des Alterungsprozesses verlieren die Bandscheiben zwischen den Wirbeln durch Austrocknung

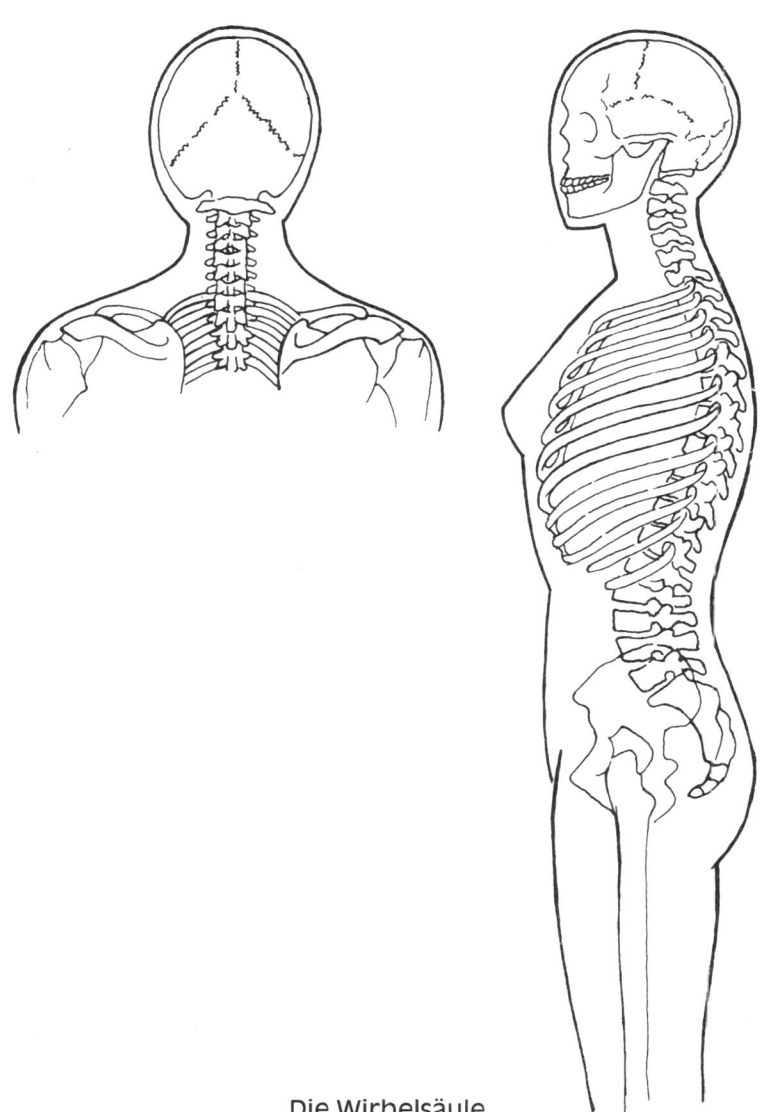

Die Wirbelsäule

immer mehr von ihrer Elastizität. Die Alexander-Technik kann dieses ›Zusammengepreßtwerden‹ der Bandscheiben, das in erster Linie für den Verlust an Körpergröße bei Menschen über 60 verantwortlich ist, bis zu einem gewissen Grad verhindern.

Der oberste Halswirbel, der Atlas (Träger), ist eine Art ringförmiger Sockel, der den knöchernen Schädel und seinen Inhalt trägt. Er ist mit dem zweiten Halswirbel, dem Axis (Dreher) verbunden, an dessen Oberseite ein drehbarer Knochenfortsatz hervorragt, auf dem der Atlas ruht und der es uns, wie der Name schon sagt, ermöglicht, den Kopf zu drehen. Weitere fünf Halswirbel schließen sich an.

Jeder Wirbel hat mehrere knöcherne Fortsätze. Wenn wir mit dem Finger am Rücken entlangfahren, können wir sie ertasten. Jeder Wirbel ist durch einen dieser Fortsätze mit dem nächsten verbunden, und die anderen sind die Ansatzpunkte für viele Rückenmuskeln.

Die nächste Gruppe bilden die 12 Brustwirbel. Manche sind mit den Rippen gelenkartig verbunden, damit sich der Brustkorb beim Atmen ausdehnen kann. Darunter liegen die fünf Lendenwirbel, die zusammen mit den mit ihnen verbundenen Muskeln unser gesamtes Körpergewicht tragen.

Der Rückenmarkstrang erstreckt sich nur bis zu den Lendenwirbeln und verdünnt sich schließlich im Kreuzbeinbereich zu einem Faden. Die fünf Kreuzbeinwirbel bilden die Hinterwand des Beckens. Am unteren Ende der Wirbelsäule befinden sich die letzten fünf Wirbel, die Steißbeinwirbel.

Mehr als 80 Muskeln, die an den Wirbelkörpern ansetzen, führen zum Hals und Nacken. Die Muskeln lassen sich in drei Hauptgruppen einteilen, die alle mit anderen Muskeln im Körper verbunden sind. Auf diese Weise bilden

Kopf, Hals und Rücken das ›Nervenzentrum‹ des Körpers. Jede Anspannung, ob körperlich oder geistig, überträgt sich unmittelbar auf den Rücken.

Weit verbreitete Rückenbeschwerden

Dank der zwei Hauptwirbel im Halsbereich – dem Atlas und dem Axis – können wir unseren Kopf um 180 Grad (von links nach rechts und von rechts nach links) drehen. Das verleiht unserem Kopf viel Bewegungsfreiheit, doch es bedeutet auch, daß starke Druck- und Zugkräfte auf die Wirbel und die dazwischenliegenden Bandscheiben einwirken. Die hohe Beanspruchung dieses Bereiches kann dazu führen, daß der Hohlraum, durch den die Nervenstränge laufen, sich verengt. Dadurch kommt es zu Schmerzen im Nacken, in den Schultern, in den Ellenbogen und selbst in den Fingern. Diese Erkrankung, die man als Spondylosis (abnutzungsbedingtes Halswirbelsäulensyndrom) bezeichnet, kann dazu führen, daß der Erkrankte ein Halskorsett tragen muß, das den Kopf daran hindert, sich zu weit zu drehen. Dadurch kann das Problem zwar kurzfristig gelöst werden, wenn wir jedoch unseren Hals auch weiterhin falsch gebrauchen, wird diese Erkrankung immer wieder auftreten.

Der Brustbereich ist weniger anfällig für Erkrankungen dieser Art, da die Bewegungsmöglichkeiten der Wirbelsäule hier aufgrund ihrer Aufgabe, die lebenswichtigen Organe wie Herz und Lungen zu schützen, ziemlich eingeschränkt sind.

Die meisten Probleme tauchen im Bereich des unteren Rückens auf, der das Gewicht des ganzen Körpers sowie eventuell transportierter Gegenstände trägt. Fast jede Bückbewegung geht von dieser Stelle aus. Da dieser Teil der Wirbelsäule am meisten beansprucht wird, ist er besonders anfällig für Verletzungen. Der Physiotherapeut Christopher Hayne schreibt in seinem Buch *Total Back Care*, daß ungefähr 85 Prozent aller Wirbelsäulenerkrankungen in diesem Körperbereich auftreten.

Er führt weiter aus, daß sich bei fast allen über 50jährigen Abnutzungserscheinungen des fünften und höchstwahrscheinlich auch des dritten und vierten Lendenwirbels zeigen. Alexander würde sagen, daß diese Veränderungen mit ziemlicher Sicherheit auf die Fehlbelastung, die hundert- oder sogar tausendmal in den vorangegangenen 50 Jahren wiederholt wurde, zurückzuführen sind.

Die Muskeln

Drei Gruppen von Muskeln sind mit der Wirbelsäule verbunden − hinten, vorne und seitlich − und auch sie spielen eine wichtige Rolle.

Die Hauptaufgabe der Rückenmuskulatur besteht darin, den Auswirkungen der Schwerkraft entgegenzuwirken und den Körper in der Balance zu halten. Jedesmal, wenn sich die Wirbelsäule nach vorne beugt, müssen die großen Rückenmuskeln im Lendenbereich größere Arbeit leisten. Dadurch wird mehr Druck auf die Bänder und Sehnen ausgeübt, die sich dehnen, um ihn aufzufangen. Jedesmal, wenn wir uns falsch bücken oder etwas aufheben, sind diese Bänder und Sehnen einer riesigen Belastung ausgesetzt. Da die meisten von uns sich mehrmals am Tag bücken und Dinge aufheben, kann diese Belastung der Rückenmuskeln schließlich übermäßig groß werden.

Rückenspezialisten wissen heute um die Bedeutung langer Ruheperioden − die auch Alexander bereits empfohlen hat. Er war der Meinung, daß die Muskeln, die auf falsche Weise gebraucht werden, nicht die Möglichkeit haben, sich danach richtig zu entspannen. Aus diesem Grund hat er immer wieder auf die ›Ruhebalance‹ und auf einen sparsamen Einsatz der Muskelkraft hingewiesen.

Je weniger unnötige Energie wir aufwenden, um körperliche Tätigkeiten auszuführen, desto weniger werden die wichtigen Rückenmuskeln beansprucht.

Wir müssen lernen, Muskelanspannungen zu vermeiden, wenn wir ruhen. Alexander hat eine Art des Liegens erarbeitet, die eine tiefe Entspannung und Erholung fördert – es ist jedoch unerläßlich, daß wir jeden Tag danach handeln, wenn wir eine Besserung unseres Zustandes erreichen wollen. Er war der Meinung, daß, wenn wir lernen könnten, auf dem Boden zu liegen, wobei unser Kopf auf einem ausreichend hohen Stapel von Büchern ruht, damit er mit unserem Körper eine richtige Einheit bildet und unser Rücken nicht mehr gewölbt ist, die Muskeln die Möglichkeit hätten, ihre Beweglichkeit und Dehnbarkeit wiederzuerlangen.

Wenn die Muskeln falsch gebraucht werden, verkürzen sie sich mit der Zeit und verlieren darüber hinaus an Elastizität. Bedauerlicherweise ist es nicht möglich, sie durch normales Ausruhen oder durch bloßes Einstellen der Tätigkeit, die dazu geführt hat, daß sie sich verkürzen, wieder auf ihre richtige Länge auszudehnen. Aber mit Hilfe der Alexander-Technik können sie zu ihrer eigenen Ruhelänge zurückfinden.

Wenn Muskeln falsch benutzt werden, behalten sie ihren aktivierten Zustand bei, selbst wenn ihr ›Besitzer‹ gar nichts mehr tut. Der Feedback-Mechanismus zum Gehirn ist gestört, so daß die Mitteilung, daß der Muskel aufgehört hat zu arbeiten, dort nicht ankommt. Die Muskelkontraktionen gehen weiter und führen möglicherweise zu Krämpfen und Zuckungen.

Dauerhafter falscher Gebrauch der Muskeln ist dann gegeben, wenn wir nicht wissen, wie wir zu einem ausgeglichenen Ruhezustand kommen, in dem die Muskeln erschlaffen und sich auf ihre normale Länge ausdehnen können. Wilfred Barlow meint, daß mit der Zeit nicht nur der Ruhezustand der Muskeln aus dem Gleichgewicht gerät, sondern sogar Knochen und Gelenke angegriffen werden können. Die Knochen werden durch die ständige Überanspannung der Muskeln zu stark belastet und als Folge davon gekrümmt und verformt.

Im Laufe von Jahren kann diese übermäßige Muskelkontraktion dazu führen, daß der ganze Körper verformt wird, so daß er nicht mehr zu seinem normalen Ruhezustand findet.

Es ist möglich, daß unser Körper im fortgeschrittenen Alter einen noch unausgeglicheneren Ruhezustand einnimmt, wodurch der ganze Organismus auch nach körperlicher Aktivität noch ›gestreßt‹ ist. Die verbleibende Muskelanspannung führt zu Kreuzschmerzen, Kopfschmerzen, Neuralgien, ›Hexenschuß‹ und Schmerzen in den Knien und Beinen. Diese Beschwerden treten deshalb auf, weil sich der Körper selbst im Schlaf nicht mehr vollständig entspannen kann. »Anspannung«, erklärt Wilfred Barlow, »bleibt im unausgeglichenen Ruhezustand latent vorhanden.« In dieser Phase kann nur ein bewußtes Verlernen und Umlernen das körperliche Gleichgewicht wiederherstellen.

Die Anwendung der Alexander-Technik

Die Alexander-Technik lehrt den Menschen, die Anspannung im Körper, wenn er ruht, loszulassen. Der Körper lernt, sich zu entspannen, damit er wieder normal funktionieren kann. Die verbleibende Anspannung verhindert, daß die Muskeln vollständig erschlaffen, was wiederum zu Schädigungen führen kann.

Zu den weit verbreiteten Rückenbeschwerden gehören *Weichteilverletzungen*, die durch einseitige Belastung hervorgerufen werden. Sportliche Betätigungen, Tanzen, Garten- und Hausarbeit können solche Verletzungen herbeiführen. Besonders anfällig dafür ist jeder, der bereits mit Haltungsschäden oder Verspannungen belastet ist — oder auch jemand, der sich verkühlt hat.

Weichteilverletzungen beschränken sich auf Muskeln sowie Bänder und Sehnen. Sie äußern sich in einem plötzlichen, stechenden Schmerz, der schließlich dumpfer wird oder zu einer chronischen Schmerzempfindlichkeit führen kann. Das möglicherweise zerrissene Bindegewebe kann zu Schwellungen oder Blutungen in dem betroffenen Bereich führen. Nicht selten kann der Schmerz durch Druck auf die betreffende Stelle aktiviert werden. Man spricht in einem solchen Fall von ›Fibrositis‹ oder ›Weichteilrheumatismus‹.

Verletzungen der Bänder und Sehnen treten in der Regel bei Menschen auf, die ständig falsch sitzen, stehen oder gehen. Die Beschwerden äußern sich zuweilen erst nach Jahren, da Bänder und Sehnen äußerst robust sind. Wenn sie allerdings reißen, wachsen sie nur sehr langsam wieder zusammen. Wenn der Rücken ständig rund anstatt gerade ist, werden sich die Bänder und Sehnen zu stark dehnen und schließlich verformen.

Diese Verletzungsart ist in der Regel durch einen heftigen Schmerz und eine anschließende Schwellung charakterisiert. Selbst nach einer angemessenen Ruhephase können Beschwerden zurückbleiben, die sich als chronische Schmerzen oder Müdigkeit äußern. Wenn die Haltung durch Anwendung der Alexander-Technik berichtigt werden kann, kommt es zur Ausheilung.

Bandscheibenvorfall (Bandscheibenprolaps)

Bei dieser Erkrankung verlieren die Bandscheiben ihre Druckelastizität (›Stoßdämpferfunktion‹) und werden platt und spröde. Hauptursache ist die unnötige Belastung des Lendenwirbelbereichs. Man hat in der Vergangenheit irrtümlicherweise angenommen, daß der Bandscheibenvorfall unweigerlich zum fortgeschrittenen Alter gehört, aber Alexander hat darauf hingewiesen, daß eine falsche Körperhaltung und zu starke Belastung der Wirbelsäule die eigentlichen Ursachen für den Verschleiß der Bandscheiben sind. Es gibt keinen anatomischen Grund für den Bandscheibenvorfall bei älteren Menschen.

Der heftige Schmerz, der dabei auftritt, entsteht durch die Veränderung der chemischen Zusammensetzung der Bandscheiben, die dazu führt, daß der Faserknorpelring reißt. Dadurch kann sich der Gallertkern lösen und in den Wirbelkanal eindringen, wo er auf die Nervenwurzeln drückt.

In dieser Phase treten starke Schmerzen auf, obwohl der Bandscheibenschaden möglicherweise bereits seit Jahren vorhanden war.

Bandscheibenschäden sind in der Regel häufiger bei älteren Menschen anzutreffen, da die Bandscheiben bei jüngeren Menschen stark genug sind, um den von außen einwirkenden Kräften zu widerstehen. Nach einer geraumen Zeit des ›falschen Gebrauchs‹ allerdings sind die Bandscheiben nicht mehr in der Lage, dieser unnatürlichen Belastung standzuhalten.

Die herkömmliche Therapie besteht in Ruhelagerung, Wärmeanwendung und schmerzstillenden Medikamenten. Dadurch kann die Entzündung abklingen und die Rißstelle zuwachsen. Bis zur vollständigen Heilung dauert es etwa drei Monate; sofern jedoch die Gewohnheiten nicht verändert werden, treten die Beschwerden über kurz oder lang erneut auf.

Chronische Rückenschmerzen

Leichte, aber dauerhafte Rückenschmerzen sind weit verbreitet. Rückenschmerzen gehören zu den häufigsten Ursachen, wenn Menschen sich krankschreiben lassen. Ebenso wie andere Beschwerden im Rückenbereich werden auch sie durch chronische Veränderungen an Wirbeln und Geweben herbeigeführt. Immer dann, wenn Teile der Wirbelsäule ungleichmäßig belastet werden, besteht die Gefahr, daß es auch in den anderen Bereichen zu chronischen Schmerzen kommt. Falsche Körperhaltungen beim Sitzen und Stehen sowie häufiges Bücken können diese Schmerzen hervorrufen. Eine gesunde, gerade Wirbelsäule kann langes Sitzen und Stehen aushalten. Ein kranker Rücken kann dies nicht.

Rückenschmerzen gehören zu den häufigsten Gründen, warum Menschen Alexander-Lehrer aufsuchen. Anders als bei Ärzten muß der Patient sich nicht entkleiden oder sich einer körperlichen Untersuchung unterziehen. Er wird auch nicht, wie von Chiropraktikern, geröntgt. Alexander-Lehrer kennen bereits die Ursache des schlimmen Zustandes ihrer Patienten. Es ist der jahrelange falsche Gebrauch der Wirbelsäule.

Die Krankengeschichte der Helen Dasquez

Die Lehrerin und Bäuerin Helen Dasquez wurde von so starken Rückenschmerzen geplagt, daß sie nicht mehr in der Lage war, sich zu bewegen. Sie sagte: »Ich ging zum Arzt und der stellte fest, daß mein Lendenwirbelbereich jede Spannkraft verloren hatte. Ich wurde mehrmals geröntgt und der anschließend konsultierte Spezialist erklärte mir, daß er nichts anderes für mich tun könne, als mir Cortison zu verschreiben.

Danach suchte ich einen Orthopäden auf, der mir erklärte, daß meine Muskeln, weil ich zuviel arbeite, abgenutzt seien. Neben der Bewirtschaftung des Hofes und meiner Tätigkeit als Lehrerin kümmere ich mich auch noch um Pferde – und ich wußte, daß ich zuviel arbeite. Aber es war nicht leicht, plötzlich weniger zu tun. Ich wußte, daß meine Körperhaltung schlecht war und schon immer zu wünschen übriggelassen hatte, aber ich wußte nicht, was ich dagegen tun sollte.

Dann sah ich im Fernsehen einen Film über die Alexander-Technik und das, was ich hörte, klang sehr einleuchtend. Ich nahm eine Stunde und zum erstenmal in meinem Leben spürte ich eine Besserung, obwohl es noch zwei Jahre gedauert hat, bis mein Rücken wieder in Ordnung kam.

Ich weiß jetzt, daß, wenn die Muskeln Schaden nehmen, es lange dauert, bis sie wiederhergestellt sind. Und wenn man den Körper falsch gebraucht, kann dies den Schaden nur vergrößern. Deshalb sind meine Schmerzen auch immer schlimmer geworden.

Jetzt arbeite ich täglich mit der Alexander-Technik, und die anstrengenden Tätigkeiten, wie Stallarbeit, Reiten und die Arbeit mit den Pferden, bereiten mir keine Probleme mehr.«

Wie viele andere Menschen hatte Helen Dasquez ›alles versucht‹, bevor sie sich einem Alexander-Lehrer anvertraute. Zu der Zeit war sie 48 Jahre alt und erzählte: »Ich habe Medikamente gegen Depressionen genommen, doch nach etwa 18 Monaten wußte ich, daß sie nicht gut für mich waren. Ich hatte schreckliche Kopfschmerzen und es hieß immer nur, die hingen mit den Wechseljahren zusammen. Ich hatte auch eine Schilddrüsenunterfunktion. Die habe ich auch jetzt noch, aber ich kann damit leben. Ich kann jetzt richtig atmen und die Anspannung im Hals und Rücken loslassen.«

Richtige Körperhaltung nach Alexander

Für einen Alexander-Lehrer gibt es keine Regel, die besagt, wie die richtige Körperhaltung auszusehen hat. Es handelt sich dabei nicht so sehr um die richtige Art zu stehen oder sich zu setzen, sondern um das richtige Gleichgewicht. Wenn wir eine gute Körperhaltung einnehmen, sind wir entspannt und fühlen uns auf dem Posten. Wir leben nicht in einer ständigen Anspannung. Sich wohl und munter fühlen, ist etwas völlig anderes als verspannt, bedrückt und unruhig zu sein. Hochgezogene Schultern sind ebenso wie ein Rundrücken ein eindeutiges Zeichen für eine falsche Haltung.

In der richtigen Körperhaltung, die natürlich für jeden Menschen anders ist, befinden wir uns im Gleichgewicht und können jede Bewegung mit einem minimalen Kraftaufwand ausführen. Wichtig ist nämlich, daß wir mit unseren Kräften haushalten anstatt sie unnötig vergeuden. Christopher Hayne schreibt dazu in seinem Buch *Total Back Care:*

Damit wir so leben können, wie die Natur dies vorgesehen hat, und wir uns auf ungezwungene natürliche Weise bewegen, ohne jede Verspannung und ohne jeden Schmerz, müssen wir lernen, darauf zu achten, was uns unser Körper sagt. Der Weg zur körperlichen Gesundheit führt über Wissen, Bewußtheit und ein gesundes Maß an Arbeit.

Er sagt weiter, daß jeder Mensch – seinem Körperbau entsprechend (leptosomer, athletischer oder pyknischer Typ) – eine bestimmte Haltung bevorzugt. Der große, dünne Leptosom neigt zu schlaffer Haltung und herabhängenden Schultern, während beim kleinen und kräftigen Pykniker in der Regel die untere Körperhälfte stärker ausgeprägt ist, wodurch besonders der Kreuzbereich stärker belastet wird. Der dazwischenliegende Athlet ist von Natur aus begünstigt, denn er hat in der Regel ein besseres körperliches Gleichgewicht. Ein Alexander-Lehrer wird, bevor er die eine oder andere Berichtigung vorschlägt, diese körperliche Konstitution sowie die angeborenen Neigungen prüfen.

Sobald die Haltung eine Reflexhandlung wird, die Nervenleitungsbahnen im zentralen Nervensystem automatisch aktiviert, ist es nicht leicht, Veränderungen vorzunehmen. Alexander war der Ansicht, daß sich diese Verbindung normalerweise in den ersten vier Lebensjahren ausbildet und danach mehr oder weniger automatisch wird.

In der Regel denken Menschen erst daran, sich ›umzuprogrammieren‹, wenn, aus welchem Grund auch immer, ihr Rücken nicht mehr funktionsfähig ist. Christopher Hayne meint, daß diese Menschen zufrieden sein können, denn sie haben einen Anlaß, um Gleichgewicht und ›Ausrichtung‹ neu zu lernen. Aber Alexander-Schüler sollten nicht so lange warten, bis es ihnen schlechtgeht. Es ist gewiß keine Übertreibung, zu behaupten, daß heutzutage fast jeder eine falsche Haltung entwickelt hat – und deshalb lernen muß, seine Reflexe zu verändern, bevor er den richtigen Gebrauch seines Körpers erlernen kann und damit zu einer guten Haltung findet.

In seinem Buch *Total Back Care* schreibt Christopher Hayne:

Die philosophischen Grundsätze (der Alexander-Technik) bezüglich Körperhaltung haben es vielen Menschen, die unter Rückenschmerzen leiden, nicht nur ermöglicht, schmerzfrei zu leben, sondern darüber hinaus zu lernen, ihre Körperhaltung bewußt zu kontrollieren und in jeder Situation zu funktionieren... Die Alexander-Technik betrachtet Körper und Geist als eine totale psycho-physische Einheit und geht davon aus, daß die unbewußten Verhaltensmuster der Muskeln bewußt verändert werden können. Der Schlüssel zur neuen Körperbewußtheit, für die Alexander eintrat, ist die richtige Ausrichtung des Kopfes und Halses, die die Vorbedingung für eine ausgewogene Haltung ist...
Mit Hilfe Ihres Lehrers werden Sie eine ausgeglichene entspannte Haltung kennenlernen, und diese wiederum auf die ›normale Ausführung‹ Ihrer täglichen Handlungen übertragen können. Wenn die alten schädlichen und streßerzeugenden Gewohnheiten durch neue ausgewogene Gewohnheiten ersetzt werden, erfahren Sie ein gesteigertes körperliches Wohlbefinden und ein Gefühl der Kontrolle über sich selbst. Die Anspannung verschwindet, und die Tatkraft kehrt zurück.

Rückenschmerzen sind bei weitem nicht die einzigen Beschwerden, die sich mit Hilfe der Alexander-Technik mildern oder gar heilen lassen. Andere chronische Beschwerden, die positiv beeinflußt werden können, sind:

- Rheumatismus und Arthritis
- Asthma
- Allergien
- Schlaganfälle
- Sportverletzungen

- Depressionen
- Migräne
- Frauenleiden
- Atembeschwerden
- Stottern
- Sucht

Rheumatismus

Zu dieser Erkrankung, an der fast 80 Prozent aller Menschen leiden, zählen alle Arten von Muskelschmerzen oder -krämpfen. Sie nimmt ihren Anfang durch die falsche Verteilung des Körpergewichts und verschlimmert sich so lange, bis die Gelenke dauerhaft geschädigt sind. Rheumatismus und Arthritis sind Gelenkbeschwerden, mit denen wir früher oder später alle rechnen müssen, wenn wir nicht lernen, unseren Körper richtig zu gebrauchen. Es handelt sich dabei keineswegs um eine unvermeidliche Folge des Älterwerdens, sondern um einen Zustand, den wir durch ständigen falschen Gebrauch selbst heraufbeschwören.

Rheumatische Beschwerden, zu denen Krämpfe in den Beinen ebenso gehören wie das, was bei Kindern oft als ›Wachstumsschmerzen‹ bezeichnet wird, können mit Hilfe der Alexander-Technik sehr positiv beeinflußt werden. Die sogenannten ›Wachstumsschmerzen‹ werden nicht durch den Wachstumsprozeß hervorgerufen, sondern durch Belastung, Müdigkeit oder sogar Schulängste, die ein weitverbreitetes Problem darstellen, das immer dann auftritt, wenn die Schule zu einem verhaßten Ort und die Angst so groß geworden ist, daß das Kind sich weigert, dorthin zu gehen. Angstzustände gehen immer mit einer zusammengesunkenen, furchtsamen Körperhaltung und einer inneren Anspannung einher, die sich durch Stottern oder unbewußte Gesichtszuckungen äußert. All diese Beschwerden können mit der Alexander-Technik geheilt werden. Selbst die Ängste werden mit der Zeit vollständig abgebaut.

Jedem Kind, das über Schmerzen in Armen und Beinen – besonders in den Beinen – klagt, kann mit der Alexander-Technik geholfen werden. Kinder haben in der Regel keine Schwierigkeiten, die Technik zu erlernen.

Krankengeschichte der Lilian Carpenter

Die jetzt 60jährige Yogalehrerin Lilian Carpenter hatte schon früh im Leben allen Grund, die Vorzüge der Alexander-Technik zu loben. Als Kind hatte sie an schwerem Rheumatismus gelitten, und sie ist davon überzeugt, daß sie es nur der Alexander-Technik verdankt, daß sie überhaupt noch laufen kann. Heute steht sie aufrechter und fühlt sich gleichzeitig kräftiger als die meisten Menschen ihres Alters.

»Aus Erfahrung weiß ich«, sagt sie, »daß diese Technik die beste alternative Heilmethode ist, die ich bisher kennengelernt habe. Man lernt sich selbst zu befehlen, den Rücken zu dehnen und zu weiten und den Nacken zu entspannen. Sobald man dies kann, spürt man richtig, wie die Anspannung verfliegt.

Vor allen Dingen aber verhilft uns Alexander zu einem besseren Verständnis unseres körperlichen Organismus und zum Wissen darum, wo wir uns möglicherweise falsch verhalten.

Ich habe festgestellt, daß die Alexander-Stunden der reinste Segen waren. Die Technik scheint etwas im Kopf freizusetzen, das sich mit dem Körper verbindet, um so eine wechselseitige Beziehung aufzubauen, die den meisten Menschen gar nicht bewußt ist.«

Andere Leiden und Schmerzen

Jede Art von Muskel- oder Gelenkschmerz reagiert positiv auf die Alexander-Technik. Insbesondere das Knacken und Knirschen der Gelenke kann damit geheilt werden. Die Schnapp- und Reibegeräusche, die häufig bei Doppelgelenken auftreten, führen zu zusätzlicher unnötiger Belastung der Gelenke und schließlich zur vollständigen Bewegungsunfähigkeit.

Oftmals bemerken bereits 30- oder 40jährige ein Knacken in ihren Gelenken. Obwohl dies nicht unbedingt bedeutet, daß sie an Arthritis leiden, sollte man es ernst nehmen, denn es kann sich dabei um ein erstes Anzeichen für ein Ungleichgewicht oder die fehlende Ausrichtung des Körpers handeln.

Tennisellenbogen

Der sogenannte ›Tennisellenbogen‹ oder auch ›Schultersteife‹ wird durch kleine Risse in den betreffenden Muskeln hervorgerufen und kann äußerst schmerzhaft sein. Herkömmlicherweise wird die betroffene Körperpartie ruhiggestellt und ein schmerzstillendes Medikament verabreicht. Wird der Arm bzw. die Schulter jedoch auf die gleiche Art und Weise wieder gebraucht, werden sich die gleichen Beschwerden erneut einstellen. Mit Hilfe der Alexander-Technik können Patienten lernen, die Belastung, die zu unbeweglichen und schmerzenden Gelenken und Muskeln führt, zu vermeiden.

Krankengeschichte des Wilfred Murray

Der Pianist Wilfred Murray suchte einen Alexander-Lehrer auf, weil er an einer schmerzhaften Schultersteife litt und nicht mehr in der Lage war zu spielen. »Vor 15 Jahren habe ich zum erstenmal Beschwerden gehabt, doch ich habe ihnen keine weitere Beachtung geschenkt, bis ich eines Morgens aufgewacht bin und meinen rechten Arm nicht mehr bewegen konnte. Eine vernichtende Situation für einen Pianisten, besonders wenn die rechte Hand betroffen ist, die die Hauptarbeit leistet.

Ich ging zuerst zu meinem Hausarzt; der stellte zwar eine Entzündung fest, sagte mir aber, daß er nichts für mich tun könne. Er riet mir einfach, mich auszuruhen. Der Orthopäde, den ich anschließend aufsuchte, konnte mir genausowenig helfen.

Dann hörte ich von der Alexander-Technik. Ich erfuhr, daß es sich bei meiner Erkrankung eigentlich um eine Sehnenscheidenentzündung handelte, die ähnliche Beschwerden mit sich bringt wie der Tennisellenbogen.

Der Lehrer zeigte mir eine andere, entspanntere Art zu üben, wodurch meine Muskeln und Gelenke weniger beansprucht wurden. Als ich regelmäßig mit der Alexander-Technik arbeitete, habe ich festgestellt, daß sich mein Klavierspiel tatsächlich verbesserte, und das, obwohl ich weniger geübt habe. Ich will damit nicht sagen, daß die Alexander-Technik das Üben ersetzt, aber viele Musiker üben zuviel, ohne daß sie sich darüber im klaren sind, daß sie ihr Spiel eigentlich nicht wirklich verbessern.«

Wilfred Murray stellte fest, daß der Versuch, seine falschen Gewohnheiten abzulegen, sein Spiel eine Zeitlang negativ beeinflußte. »Aber als ich die Technik beherrschte, schien es mir, als würde ich trotz des geringeren Aufwandes immer besser spielen. Seit ich regelmäßig mit der Alexander-Technik arbeite, habe ich nie wieder Beschwerden mit meinem Arm gehabt, aber ich weiß, daß sie jederzeit wieder auftauchen können, wenn ich die ersten Anzeichen nicht beachte.«

Atembeschwerden und Asthma

Auch Atembeschwerden und Asthma lassen sich auf den falschen Gebrauch des Körpers zurückführen, im besonderen auf die fehlende ›Primärkontrolle‹.

Krankengeschichte der Fiona Ross

Die schottische Bibliothekarin hatte schon als kleines Kind an asthmatischen Anfällen gelitten, die dazu führten, daß sie seitdem immer gebückt ging. Nichts schien sie wieder aufrichten zu können. Als sie zum erstenmal von der Alexander-Technik hörte, war sie äußerst skeptisch.

»Mein Asthma«, sagte sie, »hat wirklich mein ganzes Leben ruiniert. Ich konnte nicht den Beruf ergreifen, den ich gerne ausüben wollte, und ich habe deswegen auch nie viele Freunde gehabt. Außerdem bin ich mir sicher, daß meine ganze Persönlichkeit unter dieser Krankheit gelitten hat.

Ich habe mich wegen meines krummen Rückens immer geschämt und bin deshalb zum Beispiel nie schwimmen gegangen, weil ich mich im Badeanzug gehaßt habe. Ich hatte das Gefühl, daß mich alle anstarrten.

Das erste, was mich an meiner Alexander-Lehrerin überrascht hat, war, daß sie überhaupt nichts über meine bisherigen Krankheiten hören wollte. Ich hatte außerdem gehört, daß die Lehrer einen anfassen, und das hat mich ziemlich erschreckt. Aber nach der ersten Stunde wußte ich, daß ich endlich die richtige Therapie gefunden hatte.«

Nach dreijähriger Arbeit mit der Alexander-Technik war das Asthma unter Kontrolle und ihr Rücken wieder gerade.

»Ich hätte das nie für möglich gehalten«, erzählte sie. »Ich habe jetzt einfach keine Asthmaanfälle mehr, so wie früher. Ich weiß, daß ich nicht vollständig geheilt bin und daß die Anfälle wiederkommen können, wenn ich aufhöre, die Übungen zu machen. Aber heute muß ich mich im Gegensatz zu früher, als ich oft einen ganzen Monat lang nicht arbeiten konnte, nicht mehr krankschreiben lassen.

Jeder, den ich kenne, hat in der Zwischenzeit irgendeinen Kommentar zu meiner ganzen Erscheinung abgegeben – sie ist jetzt völlig anders. Ein positiver Nebeneffekt ist, daß ich ziemlich viel abgenommen habe, obwohl ich keine Diät gemacht habe oder auch nur weniger gegessen hätte.«

Der Asthmatiker, sagt Wilfred Barlow, muß lernen, nicht mehr falsch zu atmen, denn dadurch ist die Krankheit überhaupt erst entstanden. Normale Atemübungen können hier nur wenig ausrichten, und Untersuchungen haben gar gezeigt, daß nach diesen Übungen viele Asthmatiker sogar noch unzureichender atmen als vorher.

Der Asthmatiker, erklärt Barlow, braucht keine Atemübungen, sondern Atem*erziehung*:

Er braucht eine kurze Analyse seiner falschen Atemgewohnheiten und klare Anweisungen, wie er sie durch einen verbesserten Gebrauch seines Brustkorbs ersetzen kann. Dieser Gebrauch des Brustkorbs läßt sich bei der Beschäftigung mit dem allgemeinen Gebrauch nicht ausklammern.

Natürlich können, wie alle Alexander-Lehrer betonen, körperliche Beschwerden nicht losgelöst von emotionalen Einflüssen oder Charaktereigenschaften betrachtet werden. Wilfred Barlow ist der Ansicht, daß zum Beispiel

Asthma und Bronchitis Krankheiten sind, die in der Struktur der Persönlichkeit begründet sind. Viele Ärzte, die sich auf Rückenleiden spezialisiert haben, sind inzwischen davon überzeugt, daß Menschen mit ständigen Kreuzschmerzen auch sonst ›ein schweres Kreuz zu tragen‹ haben.

Der Alexander-Lehrer ist nicht nur darauf bedacht, den Schüler von seinen körperlichen Problemen zu befreien, sondern er versucht darüber hinaus, die geistigen und emotionalen Spannungen, die diese körperlichen Beschwerden begleiten, aufzudecken. Dies wird im nächsten Kapitel ausführlicher behandelt.

4

Die emotionalen Auswirkungen

Eine der wichtigsten Grundannahmen der Lehre Alexanders besagt, daß Körper, Geist und Seele untrennbar miteinander verbunden sind. Jede Einwirkung auf den Körper wird sofort an den Geist weitergeleitet und umgekehrt.

Die meisten von uns sind mit dieser Ansicht vertraut, da das Interesse an der ganzheitlichen Medizin immer größer wird, die den Menschen als ein zusammenhängendes Ganzes behandelt, und nicht als Maschine, deren Einzelteile repariert oder ersetzt werden können. Als Alexander seine Theorie begründete, war er allerdings seiner Zeit um Jahrzehnte voraus, obwohl er nichts von den Erkenntnissen der Biochemie wußte. Untersuchungen moderner Wissenschaftler haben gezeigt, daß Körper und Geist sich gegenseitig beeinflussen, da sie durch Hormone, Neurotransmitter, Enzyme und andere chemische Botenstoffe miteinander verbunden sind.

Geistiger Streß

Die biochemischen Vorgänge im Körper eines Menschen sind so kompliziert, daß sie auch heute noch nicht vollständig erforscht sind, doch die meisten Ärzte stimmen darin überein, daß sich geistiger Streß negativ auf die körperliche Gesundheit auswirken kann. So führt eine starke emotionale Belastung zur Überproduktion von Adrenalin, wodurch die Tätigkeit des Herzens, des Blutkreislaufs und anderer lebenswichtiger Organe beeinflußt wird.

Um diesen geistigen Streß zu reduzieren, greifen einige Menschen zu Alkohol und andere zu legalen oder illegalen Drogen. Leider mindern diese Mittel jedoch nicht den Streß, sondern lediglich dessen Wahrnehmung. Nach einer gewissen Zeit wirken sie sich zudem negativ auf Nerven, Gelenke, Muskeln und Knochen aus. Das Ergebnis sind also weitere Krankheiten und noch mehr Streß für den Körper.

Leider ist es schwierig oder fast unmöglich, nur den Geist zu behandeln. In den letzten 20 Jahren haben Wissenschaftler immer stärkere Psychopharmaka entwickelt, die direkt die Wahrnehmungen im Gehirn verändern. Als ›Nebenwirkung‹ können sie das Immunsystem des Körpers angreifen und so die Anfälligkeit für Infektionen und Krankheiten wie Krebs, Rheumatismus und Arthritis steigern. Aber diese Medikamente sind nicht in der Lage, unsere Probleme zu lösen – sie dämpfen lediglich unsere innere Unruhe und unsere Seelenängste. Unter der Oberfläche sind sie dann allerdings weiter vorhanden.

Alexander wußte, daß der rein psychiatrische Ansatz nicht ausreichte. Bearbeitet man allein den Geist, ohne dabei den Körper mit einzubeziehen, besteht die Gefahr, daß das Problem nur verdrängt anstatt geheilt wird. Menschen mit geistigen und emotionalen Problemen zeigen diese oft durch ihre Körpersprache. Sie bewegen sich mit eingezogenen Schultern, weisen nervöse Zuckungen auf, entwickeln selbstzerstörerische Verhaltensweisen oder gehen gebeugt und lassen dabei den Kopf hängen. Ein Mensch, der seelische Qualen leidet, bringt dies in seiner Körperhaltung zum Ausdruck — er läßt den Kopf zwischen die Hände sinken, erstarrt zur Maske, schaut traurig, zornig oder verwirrt und ungläubig. Geistiger Streß ruft immer starke körperliche Reaktionen hervor. Einige können kontrolliert werden; andere dagegen werden unwillkürlich, wie die Überproduktion von Adrenalin und anderen Streßhormonen.

Aber durch Arbeit am Körper können diese geistigen Belastungen ins Bewußtsein gebracht werden und sich somit auflösen. Wenn sich der Körper im Gleichgewicht befindet und die Primärkontrolle richtig funktioniert, ist der Körper sehr viel weniger anfällig für Streß. Indem wir unsere Schultern hochziehen oder gebückt gehen, zeigen wir dem Rest der Welt, daß es uns nicht gut geht — und der Körper reagiert darauf seinerseits mit einem Ungleichgewicht und Unwohlsein. Krankheit ist nichts weiter als der Ausdruck eines Mangels an Harmonie im menschlichen Organismus.

Niemand scheint heute mehr zu bezweifeln, daß wir in einer Welt leben, in der Streß immer mehr zunimmt. Der medizinischen Wissenschaft ist es gelungen, die großen tödlichen Krankheiten der Vergangenheit, wie Pocken und Pest, auszurotten. Staatliche Gesundheitsvorsorgemaßnahmen haben auch (zumindest in den westlichen Ländern) sichergestellt, daß die Gefahr von Cholera, Typhus und anderen Erkrankungen, die durch verschmutztes Wasser, schlechte Lebensbedingungen oder fehlende Hygiene entstehen, gebannt ist.

Geistiger Streß, der zu körperlichen Erkrankungen wie Krebs, Rheumatismus und Arthritis führt — selbst die konservativsten Ärzte geben heute zu, daß geistige Störungen zu chronischen körperlichen Beschwerden führen können — scheint jedoch, zumindest im Moment, unheilbar zu sein. Allein die Anzahl der Rezepte, die jedes Jahr für Beruhigungs- und Schlafmittel ausgestellt werden, und der hohe Konsum von Alkohol sind Hinweise darauf, wie groß das Problem ist.

Die Alexander-Technik ist ein sehr hilfreiches Mittel bei der Streßreduzierung. Es handelt sich dabei um eine Körpertechnik, die tiefreichende geistige Auswirkungen hat. Studien zu den Auswirkungen von Sport und Training haben gezeigt, daß körperliche Betätigung dazu beitragen kann, Streß im Gehirn abzubauen. Dabei werden Endorphine, die körpereigenen Schmerzmittel freigesetzt, mit denen wir Streß abbauen. Es kann jedoch sein, daß wir unseren Körper schon so lange ›falsch gebrauchen‹, daß die bloße körperliche Betätigung nicht ausreicht, um ihn wieder ins Gleichgewicht zu bringen. Dieser Umstand ist einer der Hauptgründe für die immer zahlreicheren Sportverletzungen sowie dafür, daß viele Jogger Herzanfälle oder auch weniger lebensbedrohliche Knie- und Gelenkverletzungen erleiden.

Leider wissen die meisten von uns nicht, wie sie ihren Körper richtig gebrauchen. Dieses Wissen ist uns im Laufe des Lebens verlorengegangen, und darin liegt auch die Gefahr, wenn Menschen, die sich vormals überhaupt nicht körperlich betätigt haben, plötzlich exzessiv Sport betreiben. Ein Mensch, der erst im fortgeschrittenen Alter mit Joggen, Squash- oder Tennisspielen anfängt, kann dadurch die Körperhaltungsschäden der Vergangenheit nicht rückgängig machen. Eine zusätzliche Gefahr besteht darin, daß Streß dabei nur vorübergehend abgebaut wird. Läufer oder Jogger erleben ein sogenanntes ›High‹-(Glücks-)Gefühl, das sie veranlaßt, jeden Morgen aufs neue loszurennen. Sobald dieses Hochgefühl jedoch nachläßt, folgt höchstwahrscheinlich die Depression. So gesehen, kann Joggen wie jede andere

Hochleistungssportart zur Sucht werden, zur Möglichkeit, sich das erstrebte Hochgefühl zu verschaffen.

Bei der Alexander-Technik gibt es keine Hochs und Tiefs, denn hier geht es darum, dauerhafte Veränderungen zu erreichen, Veränderungen, die bewirken, daß der Teufelskreis zwischen körperlichem Verhalten und geistigem Streß für immer unterbrochen wird. Sobald die Technik erlernt und verstanden ist, wird sich eine körperliche Harmonie einstellen, die nicht nur zur besseren Funktionsfähigkeit, sondern darüber hinaus zu einer ruhigeren, entspannteren und ausgewogeneren Persönlichkeit führt.

Atembeschwerden und ihre emotionalen Ursachen

Jeder, der unter unnötigem Streß leidet, atmet falsch. Alexander hat diese Verbindung vor mehr als 50 Jahren aufgedeckt, und inzwischen wird sie auch von Ärzten, die sich auf Herz- und Kreislaufstörungen spezialisiert haben, bestätigt. Immer dann, wenn der Mensch in Angst und Panik gerät, verändert sich sein Atemverhalten. Jeder hat dies schon an sich selbst beobachtet, entweder in Momenten plötzlicher Angst, oder auch, wenn er sie nur ›aus zweiter Hand‹, beispielsweise in einem spannenden Film erlebt. Wir stellen dann fest, daß wir feuchte Hände bekommen, daß unser Herzschlag sich erhöht oder unser Puls rast. Doch viele Menschen erleben Angst nicht nur gelegentlich, sondern ständig. Sie sind immer nervös, haben immer Angst oder Panik. Diese Nervosität kann leicht zu einer Gewohnheit werden und schnell auf den ganzen Organismus übergreifen, der darauf mit flacher oder stoßweiser Atmung reagiert, die schon bald reflexartig, das heißt unbewußt erfolgt. Falsches Atmen führt darüber hinaus zu einer Veränderung der Körperfunktionen, indem es den Sauerstoff- und Kohlendioxidspiegel im Körper beeinflußt.

Wir alle wissen, daß unsere Atmung in enger Beziehung zu unserer emotionalen Verfassung steht. Im Zustand der Ruhe und des inneren Friedens atmen wir tief, regelmäßig und entspannt. Der Herzschlag verlangsamt sich und alle Körperfunktionen sind im Gleichgewicht. Wenn wir uns dagegen aufregen, verändert sich als erstes unsere Atmung. Stehen wir unter hohem Streß, neigen wir dazu, schnell zu atmen, wobei sich unsere Brust sichtbar hebt und senkt – wir *hyperventilieren*. Diese flache Atmung findet nur im oberen Teil der Lungen statt, so daß das Gleichgewicht von Kohlendioxid und Sauerstoff gestört wird, weil zuviel Kohlendioxid ausgestoßen wird.

Atmet ein Mensch nur auf diese Weise, wird jedes Organ im Körper in Mitleidenschaft gezogen, wodurch eine Reihe von Symptomen auftreten können. Hyperventilation ist die normale Reaktion des Körpers auf Aufregung oder Gefahr. Dadurch wird eine zusätzliche Menge Sauerstoff bereitgestellt, die ein eventuell notwendiges schnelles Handeln ermöglicht. Die meisten Menschen atmen flach und schnell, wenn sie beispielsweise rennen, um einen Bus zu erreichen. Befindet sich der Körper jedoch nicht in Alarmbereitschaft, sollte die Atmung ruhiger und tiefer werden.

Hyperventilation ist, sofern sie nicht behandelt wird, ein ernstzunehmendes Problem. Der schwankende Kohlendioxidgehalt im Blut führt sehr schnell zu Atemlosigkeit, Müdigkeit und Schwäche. Die Nervenenden werden in einem solch hohen Maß sensibilisiert, daß jede Art von normalem Leben unmöglich wird. In ernsten Fällen kann jede Art von Berührung, selbst die eines geliebten Menschen, unerträglich werden. Alexander-Lehrer stellen häufig fest, daß ihre Schüler anfänglich keine Berührung ertragen können und schon bei einem ganz sanften Druck zusammenzucken. In der Regel sind es Menschen, die schon seit Jahren hyperventilieren.

Menschen, bei denen die schnelle, oberflächliche Atmung bereits zur Gewohnheit geworden ist, reagieren in aller Regel auch überempfindlich (allergisch) auf Lärm, Abgase, Parfum, Wolle, Pollen, Hausstaub und bestimmte Nahrungsmittel.

Leider wird die Hyperventilation in einigen Fällen nicht sofort erkannt, und Ärzte verschreiben bei dieser Erkrankung oder ihren zahlreichen Symptomen nicht selten Schlaf- oder Beruhigungsmittel oder Betablocker, die allesamt das natürliche Funktionieren des Körpers noch mehr schädigen.

Das klassische Symptom der Hyperventilation ist die ständige Unrast und das Getriebensein. Dr. Claude Lum, bis vor kurzem Thoraxspezialist am berühmten Papworth-Krankenhaus in Cambridge, gehört zu den Pionieren auf dem Gebiet der Hyperventilation. Durch seine Arbeit mit Herzkranken entdeckte er, daß die wichtige Blutzufuhr zum Gehirn durch den Kohlendioxidgehalt im Blut kontrolliert wird. Ist er zu niedrig, ziehen sich die Blutgefäße im Gehirn zusammen und die Blutzirkulation verlangsamt sich. Zu den dabei auftretenden Symptomen gehören:

■ Plötzliche Verhaltensänderungen
■ Nervosität
■ Konzentrationsschwäche
■ Kopfschmerzen
■ Müdigkeit

Fast alle Patienten von Alexander wiesen genau diese Symptome auf.

Sportler, Sänger und Schauspieler sind besonders anfällig für Hyperventilation, da sie aufgrund ihrer Tätigkeit ein ganz bestimmtes Atmungsverhalten entwickeln. Männer und Frauen sind gleichermaßen davon betroffen, und in allen Fällen ist Streß die Ursache. Der typische männliche ›Hyperventilierer‹ ist ein gehetzter leitender Angestellter, der Probleme in seinem Job hat, denen er sich selbst dann, wenn er nicht arbeitet, kaum entziehen kann. Besonders der pflichtbewußte und prinzipientreue Typ von Mann gehört zu den Hauptkandidaten für diese Erkrankung. Die gesteigerte Atmung dient möglicherweise dazu, seinen ›Diensteifer‹ zu demonstrieren.

Hyperventilierer haben häufig ganz bestimmte Persönlichkeitsmerkmale. Sie sind in der Regel überaktive, begabte und perfektionistisch veranlagte Menschen. Aus irgendeinem Grund hat sich der Streß ihrer bemächtigt, und sie sind nicht mehr in der Lage, ihn abzubauen und sich einfach gehenzulassen.

Voraussetzung für ihre Heilung ist, daß sie lernen, richtig zu atmen. Sie werden sich erinnern, daß Alexander zuerst auf diese Technik stieß, als er selbst an Stimmproblemen litt, die durch seine Unfähigkeit, richtig zu atmen, weil er seinen Kopf zurückwarf, hervorgerufen wurden (siehe Kap. 1). Er war deshalb immer darauf bedacht, die Leiden seiner Patienten durch eine richtige Atmung zu lindern. Durch ›Atemerziehung‹ können die Patienten lernen, ihren Streß loszulassen, und damit verhindern, daß er sich im Körper durch falsche Atemmuster aufbaut und schließlich zu ernsthaften Erkrankungen führt.

Die immer größere Beliebtheit, derer sich Yoga und Meditation erfreuen, ist auch als Antwort auf Atmungsprobleme zu sehen, die letztendlich jeden Menschen daran hindern, sich voll auszuleben. In der Regel sind diese Techniken jedoch nicht speziell auf den individuellen

Menschen zugeschnitten. Auch wenn sich Menschen nach der Meditation ruhiger fühlen, wird ihr Körper dabei nicht unbedingt ausgerichtet. Yoga wird auch deshalb gelegentlich nicht die gewünschte Wirkung haben, weil es sich um eine östliche Methode handelt, für die unsere westlichen Körper nicht immer geeignet sind.

Alexander-Lehrer müssen genaue Kenntnisse der Anatomie und Physiologie haben sowie über das Wissen verfügen, wie sich falsche körperliche Verhaltensweisen korrigieren lassen. Nur mit der Alexander-Technik lassen sich angestaute Emotionen und Streßzustände, die zu chronischer Hyperventilation führen, abbauen — durch bloße Willensanstrengung oder einfache Atemübungen läßt sie sich nicht heilen.

Fiona Ross, die Asthmatikerin, die mit Hilfe der Alexander-Technik zu einem neuen Lebensgefühl fand (siehe Seite 80 f.), entdeckte bald, daß ihre Erkrankung zu einem großen Teil emotional bedingt war. »Was mich zu Anfang am meisten beunruhigt hat«, sagte sie, »war, daß ich einfach nicht auf meine starke emotionale Rekation auf die Alexander-Übungen vorbereitet war. Ich habe nicht damit gerechnet, weil die Übungen so leicht sind. Einmal habe ich wirklich heftig reagiert und einen Anfall gehabt. Es schien damals, als hätten die Übungen schreckliche, lang unterdrückte Gefühle freigesetzt, so daß ich nur noch zittern konnte. Ich hatte das Gefühl, als würde alles in mir, das heißt eigentlich mein ganzes Leben, vollkommen auf den Kopf gestellt, und als müßte ich alles neu überdenken. Ich mußte mich fragen, warum ich die Dinge tat, die ich tat, und wie ich weiterleben konnte. Keine andere Behandlungsmethode, die ich in der Vergangenheit kennengelernt habe, hat diese Art von Reaktion ausgelöst. Aber ich wußte irgendwie, daß all die Dinge, die zum Vorschein kamen, zum Vorschein kommen mußten, wenn ich gesund werden wollte. Meine Gefühle und mein Asthma waren so eng miteinander verknüpft, daß ich eines vom anderen nicht mehr trennen konnte. Aber genau das haben andere Ärzte versucht.«

Andere streßbedingte Beschwerden

Der Heilpraktiker Brian Inglis hat diese Beschwerden als ›Zivilisationskrankheiten‹ bezeichnet. Dazu gehören:

- Krebs
- Herz- und Kreislaufstörungen
- Rheumatismus und Arthritis
- Depressionen
- Migräne
- Übermäßige Müdigkeit
- Muskelerschlaffung
- Schlaflosigkeit
- Hautprobleme
- Anfälligkeit für Infektionen

Zu den Erkrankungen, bei denen der Streßfaktor eine ganz offensichtliche Rolle spielt, gehört der *Bluthochdruck.* Es gibt zwar Medikamente, die den zu hohen Blutdruck senken, doch sie können weder die Krankheit heilen, noch die zugrundeliegende Ursache beseitigen.

Die meisten Ärzte sind sich heute darin einig, daß emotionale Faktoren zu den wichtigsten Auslösern des Bluthochdrucks gehören. Einige Ärzte haben einen zu hohen Salzgehalt unserer Speisen dafür verantwortlich gemacht, doch der Herz- und Streßspezialist Dr. Malcolm Carruthers hat darauf hingewiesen, daß »Bluthochdruck nicht nur damit zusammenhängt, was wir essen, sondern damit, was an uns nagt«. Gefühle wirken sich nachhaltig auf das Herz und die Durchblutung aus.

Ein ›Hochdruck-Job‹ bedeutet in der Regel genau das, nämlich Bluthochdruck. Menschen, die das Gefühl haben, ständig ›unter Strom‹ zu stehen, werden diesen Druck über Herz und Kreislauf an ihren Körper weiter vermitteln. Angst bewirkt, daß der Blutdruck steigt und hoch bleibt. Viele Menschen leben heutzutage in einem ständigen Gefühl der Angst. Sie fürchten, ihre Arbeit zu verlieren, fürchten, daß sie nicht in der Lage sein könnten, gute menschliche Beziehungen aufzubauen, fürchten sich vor dem Verlust ihres Partners, fürchten, daß ihre Kinder Versager sein könnten, fürchten, daß ihr Haus einstürzen oder die ganze Welt untergehen könnte. Oft wird dann Angst um der Angst willen zur Gewohnheit.

Leider ist unser Herz − das im alarmierten Zustand schneller pumpt − nicht in der Lage, zwischen einem echten und einem eingebildeten Notfall zu unterscheiden. Die Erwartungsangst treibt den Blutdruck in die gleiche Höhe, als sei das Unglück tatsächlich passiert.

Alexander-Lehrer können den Blutdruck oftmals beträchtlich senken, indem sie an den Muskeln arbeiten. In seinem Buch *Die Alexander-Technik* schreibt Wilfred Barlow:

Ich habe festgestellt, daß der Blutdruck nach einem halbstündigen Atemerziehungsunterricht, bei dem die verkrampften Muskeln entspannt wurden, um 30 Punkte niedriger war; der Schluß scheint deshalb nahezuliegen, daß, da die meisten Blutgefäße durch Muskelgewebe verlaufen oder von Muskeln umgeben sind, jede zu starke Muskelkontraktion die Blutgefäße zusammendrückt, und damit der vom Herzen ausgehende Bluttransport durch diese Gefäße erschwert wird. Je weniger der Blutstrom behindert wird, desto geringer ist der Druck.

Andere streßbedingte Beschwerden, die sich durch die Alexander-Technik positiv beeinflussen lassen, sind:

- Magen- und Darmerkrankungen
- Geschwüre aller Art
- Magersucht

Eßstörungen werden oftmals durch Streß ausgelöst – danach entwickelt der Körper ein Reaktionsmuster, wodurch die Verdauung erschwert, die Geschmacksknospen auf der Zunge beeinträchtigt, der Stoffwechsel und der ganze Verdauungsapparat gestört werden.

Wilfred Barlow weist außerdem darauf hin, daß unbestimmte Magenschmerzen – ein häufiger Grund für eine Krankenhauseinweisung, besonders bei Männern – oftmals durch übermäßigen Streß hervorgerufen werden. Emotionaler Streß kann leicht ›auf den Magen schlagen‹, wie viele von uns sicher schon gemerkt haben. Immer dann, wenn wir nervös oder ängstlich sind, fühlen wir uns ›flau im Magen‹, oder so, als hätte sich uns ›der Magen umgedreht‹. Barlow ist der Ansicht, daß Menschen mit Magenproblemen oftmals tief verwurzelte Haltungsschäden aufweisen. Man kann sogar sagen, daß das eine fast nie ohne das andere auftritt. Er schreibt in seinem Buch:

Auffallend häufig wird bei diesen Patienten eine leichte Seitwärtsverlagerung des Brustkorbs im unteren Rückenbereich sowie eine Verrenkung der Lendenwirbelsäule mit begleitenden Muskelkrämpfen festgestellt. Diese Symptome sollten in Fällen von unbestimmten Bauchbeschwerden immer besonders beachtet werden.

Nach den Angaben von Wilfred Barlow können auch Migräne, Epilepsie und Frauenleiden erfolgreich durch die

Alexander-Technik behandelt werden. Jede dieser Erkrankungen weist emotionale Komponenten auf und wird schließlich zum falschen ›Gebrauch‹ des Körpers führen. Alexander erzielte besonders gute Ergebnisse bei Neuralgien sowie allen Arten von Gesichtsschmerzen und -krämpfen.

Die Anfälligkeit für Unfälle, das heißt eine gewisse Ungeschicklichkeit, läßt sich ebenfalls durch die Alexander-Technik positiv beeinflussen. Auch hierbei ist die emotionale Komponente sehr stark, da ungeschickte Menschen durch einen Mangel an Selbstwertgefühl und Selbstvertrauen die natürliche Anmut und Koordination ihres Körpers eingebüßt haben.

Überanstrengung

Es ist ein weitverbreitetes Übel in unserer Gesellschaft, daß wir viel zuviel Kraft aufwenden, um eine Aufgabe zu erledigen. Für diesen Umstand interessierte sich Alexander ganz besonders, da er ihn als einen der Hauptgründe für die Entwicklung des falschen Körpergebrauchs ansah. Die Frage ist: *Warum* neigen wir zur Überanstrengung? Eine Erklärung liefert die Imitation. Als kleine Kinder ahmen wir die Erwachsenen nach, und wenn diese ihre Tätigkeiten mit einem übermäßigen Kraftaufwand verrichten, werden wir es ihnen gleichtun – und zwar einfach deshalb, weil uns dies normal erscheint.

Hinzu kommt noch, daß die meisten von uns Dinge tun müssen, die keinen Spaß machen. Dies fängt in der Schule an, wo wir mit Aufgaben betraut werden, die wir vielleicht sogar hassen. Immer dann, wenn ein Mensch seine Aufgabe oder Arbeit haßt oder ablehnt, wird er sie nur mit großer Anstrengung erledigen. Er wendet dabei nicht nur Muskelkraft auf, sondern wird auch immer wütender. Zorn und Abneigung suchen sich körperliche Ventile. Der Gesichtsausdruck verändert sich, und weil die Gesichtsmuskeln und -nerven mit anderen Nervenendigungen in Gehirn und Rückenmark verbunden sind, wird der Zorn schließlich auf die Muskeln übertragen.

Kleine Kinder befolgen die Anweisungen Erwachsener oftmals nur widerwillig. Umständliche Bewegungsabläufe und verkrampfte Haltungen werden die Folgen sein. Je älter wir werden, desto zahlreicher scheinen die ungeliebten Aufgaben zu werden, die man uns abverlangt, oder die wir glauben, erledigen zu müssen. Die meisten Hausfrauen sind der Hausarbeit nicht sehr zugetan; sie verrichten sie nur widerwillig und haben deswegen Schuldgefühle. Alles, was wir nicht gern, sondern nur pflichtbewußt tun, werden wir höchstwahrscheinlich mit einem unnötigen körperlichen Kraftaufwand durchführen.

Hausarbeit wirkt ermüdend, obwohl die meisten Haushalte heutzutage mit allen Geräten ausgestattet sind, die die Arbeit erleichtern (Staubsauger, Geschirrspülmaschinen, Waschmaschinen usw.) und mehr Energie für andere Tätigkeiten freisetzen sollen. Da die meisten Menschen jedoch wie besessen mit diesen Maschinen herumhantieren, verdoppeln sie die wirklich notwendige Anstrengung, und zwar deshalb, weil sie die Arbeit hassen.

Es gibt kein Rezept, das besagt, wie man Haus- und Gartenarbeit, Autofahren oder jede andere tagtägliche Arbeit lieben lernen könnte. Die Alexander-Technik könnte die Menschen jedoch lehren, diese Aufgaben mit einem angemessenen Energieaufwand zu bewältigen, damit weder Streß noch Abneigung zurückbleiben. Wenn Haß und Zorn erst mal entstehen, steigern sie sich auch, so daß jede weitere Haus- oder Gartenarbeit als noch schrecklicher als die vorangegangene empfunden wird.

Bei jeder unangenehmen Aufgabe sollte man sich an Alexanders Anweisungen erinnern: den Nacken entspannen und den Rücken dehnen (wie im folgenden Kapitel ausführlich beschrieben), und sich eher darauf konzentrieren, als auf die zu verrichtende Aufgabe. Dadurch vergeht zum einen die Zeit schneller, und zum anderen läßt sich so auch solchen Arbeiten eine positive Seite abgewinnen.

Typ-A- und Typ-B-Verhalten

Die Alexander-Technik berücksichtigt die Tatsache, daß wir alle ganz individuelle Probleme haben, die unterschiedlicher Lösungen bedürfen. Deshalb erfolgt der Unterricht auf Einzelbasis, da das, was dem einen nützt, dem anderen möglicherweise schadet.

Anwender der Technik wissen insbesondere um die Unterschiede zwischen Typ-A- und Typ-B-Persönlichkeit. Diese Einteilung wurde erstmals von den amerikanischen Ärzten Meher Friedman und Ray Rosenman in ihrem Buch *Type A Behaviour and Your Heart* vorgenommen. Typ A ist der leistungsorientierte, immer ungeduldige Mensch, der dazu neigt, alles, einschließlich Essen und Trinken, sehr schnell zu erledigen. Menschen vom Typ B sind dagegen all jene, die Dinge entspannt und ruhig angehen, sich nicht gehetzt fühlen und nicht ständig von Frustration, Zorn oder Ungeduld geplagt werden.

Menschen vom Typ A sind, wie es Alexander formulieren würde, typische ›zielstrebige‹ Menschen, das heißt so eifrig darauf bedacht, ihr Ziel zu erreichen, daß sie kaum Zeit finden, über die ›Mittel, wodurch‹ nachzudenken. Alexander selbst gehörte zur Typ-A-Kategorie, ruhelos, ehrgeizig, immer bereit, andere zu reizen, immer auf der Suche nach neuen Herausforderungen und schnell gelangweilt, doch in späteren Jahren gelang es ihm, diesem Verhaltensmuster durch den korrekten Gebrauch seines Körpers entgegenzuwirken.

Die meisten Menschen des Typs A ›mißbrauchen‹ ihren Körper geradezu, sie leiden an Rückenschmerzen, Magengeschwüren, Kopf- und Halsschmerzen und sind bereits im mittleren Alter anfällig für Herzbeschwerden. Diese Menschen schenken in der Regel ihrem Körper erst dann Beachtung, wenn ernsthafte Probleme auftreten. Sie würden bewußte Entspannung wahrscheinlich als Zeitvergeudung bezeichnen, da Entspannung in ihren Augen dem Nichtstun gleichkommt. Der Gedanke, sich behutsam und unter Dehnung der Wirbelsäule auf einen Stuhl niederzulassen und wieder aufzustehen mit der Vorstellung, an einem unsichtbaren Faden nach oben gezogen zu werden, ist für sie schlicht ›undenkbar‹.

Typ-A-Menschen lassen sich gern einfach auf den Stuhl fallen, hängen vornehmlich über ihrer Arbeit, hetzen sich den ganzen Tag ab und verhalten sich beim Autofahren unnötig aggressiv. Darüber hinaus fällt es ihnen schwer, anderen zuzuhören, weshalb sie andere unterbrechen oder deren Sätze zu Ende führen. Sie sind meist klug genug, um die Tatsache, daß sie nicht zuhören können, zu verbergen; sie lassen dann Allgemeinplätze wie ›Wie interessant‹ oder ›Ja wirklich‹ einfließen, mit denen sie die Illusion des Zuhörens vermitteln, während sie mit ihren eigenen Gedankengängen beschäftigt sind.

Friedman und Rosenman äußerten den Verdacht, daß Typ-A-Verhalten, wenn es über längere Zeit unkontrolliert beibehalten wird, Herzerkrankungen und schwerwiegende Kreislaufstörungen heraufbeschwört. Hauptmerkmal des Typ-A-Verhaltens ist eine Art ruheloses Vorwärtsdrängen. Menschen des Typs A müssen sich immer Ziele setzen, die sie in kurzer Zeit zu erreichen versuchen.

Menschen des Typs B dagegen lassen sich weder hetzen noch drängen, was jedoch nicht heißt, daß sie nicht erfolgreich wären. Sie können sogar erfolgreicher sein als Typ A, weil sie nicht das Risiko eingehen, sich durch grundlose Hetze zugrunde zu richten.

Das Hauptproblem der Menschen des Typs A besteht darin, daß sie, wenn sie irgendwann leiden, nicht einfach beschließen können, nicht mehr zu hetzen. Sie sind ruhelos in ihrem alltäglichen Verhalten und können keine langsamere Gangart mehr einlegen, selbst wenn ihr Arzt ihnen Entspannung dringend empfiehlt. Menschen des Typs A können einfach nicht entspannen.

Die Alexander-Technik ist angesichts der Tatsache, daß die meisten von uns durch eine einfache Willensanstrengung ihr Verhalten nicht verändern können, die ideale Methode, um eine vollkommen neue Lebensart kennenzulernen. Die Mehrzahl der Schüler von Alexander gehörten dem Typ A an – aggressiv, strebsam und ängstlich. Es ist die Sorge, die sie dazu antreibt zu hetzen, selbst wenn dazu keine Notwendigkeit besteht.

Hinzu kommt, daß Menschen mit Typ-A-Verhalten möglicherweise ihre Geisteskräfte sowie die Fähigkeit zur Reflexion einbüßen. Damit sich echte Kreativität entfalten kann, muß das Gehirn sich im Alphawellenrhythmus befinden – mit einer niedrigeren Frequenz, vergleichbar dem Tagträumen. Menschen des Typs A leben jedoch die meiste Zeit im Betawellenrhythmus – im bewußten Wachzustand – der mit der Durchführung von logischen und Routineaufgaben verknüpft ist. Während der Alexander-Stunden kann der Geist in einen Alphawellenrhythmus kommen, mit ruhigen, entspannten Gehirnströmen. Dr. David Lewis schreibt in seinem Buch *The Alpha Plan,* das verkrampften, ängstlichen Menschen helfen soll, sich zu entspannen und im Alpha-Rhythmus zu leben:

Alpha ist ganz allgemein mit Gefühlen einer entspannten Bewußtheit verbunden. Der Geist ist ruhig und doch aufnahmefähig. Diese Gehirnströme gehen mit angenehmen und befriedigenden Tätigkeiten einher.

Alpha- und Betawellen sind keineswegs irgendein unbewiesener Humbug, sondern Vorgänge, die sich leicht durch ein EEG*-Gerät messen lassen. Alphawellen haben eine Frequenz von 8 bis 14 Schwingungen pro Sekunde.

Die Betawellen, mit 15 bis 22 Schwingungen pro Sekunde, werden mit aktivem Denken, aktiver Aufmerksamkeit, Konzentration, Wahrnehmung der Umgebung und Problemlösung in Verbindung gebracht. Die beiden anderen Arten von Gehirnströmen, die Delta- und Thetawellen, treten nur im Schlafzustand auf. Im Tiefschlaf können nur Deltawellen mit einer Frequenz von 0,5 bis 4 pro Sekunde gemessen werden.

Bei kleinen Kindern werden laut David Lewis häufig Delta- und Thetawellen gemessen. Je älter wir werden, desto mehr überwiegt der Alpha-Rhythmus, bis wir im Erwachsenenalter die meisten wachen Stunden im Beta-Rhythmus verbringen. Die Fähigkeit, in den Alpha-Rhythmus zu gelangen, heißt, daß das Gehirn frei von drängenden Sorgen funktionieren und sich von negativen Emotionen freimachen kann.

Zu Lebzeiten Alexanders war es noch nicht möglich, die Gehirnströme elektrisch zu messen. Die Entwicklung des EEG-Gerätes sowie unser jetziges Wissen um die Gehirnströme sind lediglich ein weiterer Hinweis darauf, wie weit Alexander seiner Zeit voraus war – und vor allen Dingen, wie recht er in vielen Dingen hatte. Er wußte, daß

---

* EEG = Elektroenzephalographie: Aufzeichnung der elektrischen Gehirnaktivität

große Denker wie Aldous Huxley den Alpha-Rhythmus in sich finden mußten, wenn sie weiter kreativ sein wollten – weshalb Alexander zu Spaziergängen oder regelmäßigen, im Abstand von eineinhalb Stunden einzulegenden Entspannungspausen riet.

Die Standardliegeübung – die jeder Alexander-Schüler täglich machen sollte und die im nächsten Kapitel ausführlich beschrieben wird – hilft dem Gehirn, in den Alpha-Rhythmus ›umzuschalten‹. Auf diese Weise erhöhen sich Konzentration und Kreativität und der Kreislauf der ängstlichen, negativen Gedanken wird unterbrochen.

Lampenfieber

Die meisten von Alexanders eigenen Schülern waren Künstler – Schauspieler, Musiker, Sänger –, die ihn aufsuchten, weil sie ihre Technik verbessern wollten oder weil ihre Leistung während der Proben nicht zufriedenstellend war und sich scheinbar nicht steigern ließ.

Jeder von uns leidet bis zu einem gewissen Grad an Lampenfieber; eine Möglichkeit, damit umzugehen, besteht darin, Medikamente wie die sogenannten Betablocker einzunehmen. Diese umgeben das Herz mit einer Art Zwangsjacke und unterbinden Zittern sowie Herzklopfen. Noch bis vor kurzem waren solche Betablocker zum Beispiel bei Billardspielern sehr beliebt – inzwischen sind sie jedoch bei allen hochkarätigen Wettkämpfen verboten, außer der Spieler kann beweisen, daß er sie aus gesundheitlichen Gründen unbedingt braucht.

Betablocker beseitigen die Angst nicht, sondern verhindern lediglich ihren Ausbruch. Untersuchungen am Royal Free Hospital in London haben gezeigt, daß Geiger – die ganz besonders auf ruhige Hände angewiesen sind – unter Einwirkung von Betablockern besser spielen.

Das Problem der Betablocker liegt jedoch wie bei allen Medikamenten darin, daß sie sowohl erwünschte wie unerwünschte Wirkungen haben. Bei Männern erhöhen Betablocker das Risiko der Impotenz, darüber hinaus können sie Übelkeit, Erbrechen, Müdigkeit und Schwindel hervorrufen. Laut Dr. Arabella Melville und Colin Johnson, Autoren des Buches *Cured to Death* – *The Effects of Prescription Drugs* werden Betablocker mit verschiedenen Blutkrankheiten und zuweilen auch mit Herzversagen und Herzstillstand in Verbindung gebracht. Da sie den Herzschlag verlangsamen, zu niedrigem Blutdruck und kalten Gliedmaßen führen, könnten sie ein auslösender Faktor für die Raynaud-Krankheit sein, bei der die Blutzufuhr zu Fingern und Zehen vollständig unterbunden ist. Sie können außerdem Depressionen, Schlafstörungen, Beeinträchtigungen des Sehvermögens sowie Hautausschläge verursachen. Zahlreiche Untersuchungen haben gezeigt, daß Betablocker den Blutdruck normalisieren. Die Alexander-Technik kann jedoch sozusagen als natürlicher Betablocker wirken, und zwar ohne die nachteiligen Nebenwirkungen der künstlichen Droge.

Krankengeschichte des Paul Collins

Mit Hilfe der Alexander-Technik läßt sich auch die ›lähmende Sperre‹ so vieler Künstler beheben. Der Geiger Paul Collins ließ sich zum Alexander-Lehrer ausbilden, nachdem er die Erfahrung gemacht hatte, daß die Technik sich überaus positiv auf sein Spielen auswirkte.

»Als ich 40 war«, sagte er, »fingen die Probleme an. Wie die meisten Geiger hatte auch ich schon geraume Zeit Probleme mit meinen Muskeln, doch obwohl die Warnsignale nicht zu übersehen waren, wußte ich nicht, was ich hätte tun können, um die Anspannung abzubauen.

Im Laufe der Jahre war ich natürlich durch die einseitige Belastung des Körpers auf einer Seite völlig verkrampft. Ich wußte nicht, wie ich meine Muskeln wieder in ihren Normalzustand zurückführen konnte. Es ist mir schließlich gelungen, weil ich begriffen habe, was Primärkontrolle bedeutet.

Wie die meisten Musiker hatte auch ich alle möglichen Ärzte aufgesucht, die mir jedoch allesamt nicht helfen konnten. Erst die Alexander-Technik hat meine ganze Lebenseinstellung und auch mein Spiel verändert. Obwohl man nur mit dem Körper arbeitet, wirkt sie sich auch stark auf den Geist aus. Ein großer Teil der Verkrampfung, die Musiker in ihren Muskeln spüren, wird durch Angst und geistige Anspannung hervorgerufen – man muß auftreten und spielen, und man fragt sich, ob man gut genug ist und ob man gut spielt. Die Angst ist es, die die Muskelanspannung im Körper festigt.

Wenn man dann noch bedenkt, wie viele Stunden am Tag jeder Musiker üben muß, ist es nicht verwunderlich, wenn man nach 20 Jahren oder so wirklich in schlechter körperlicher Verfassung ist. Ich mußte drei Monate lang Pause machen, damit sich mein Körper überhaupt wieder ausrichten konnte. Wenn sich der Körper im Gleichgewicht befindet, kann das Zusammenwirken von Körper und Geist ungestört erfolgen. Die meisten der Schüler, mit denen ich jetzt arbeite, stehen unter enormem Streß, und dies ist einer der Gründe, warum ihr Körper aus dem Gleichgewicht geraten ist.«

Der Pianist Wilfred Murray hat ebenfalls festgestellt, daß die Alexander-Technik die einzige Heilmethode war, die ihm zu helfen vermochte. »Alexander selbst wußte«, sagte er, »daß Künstler, wenn sie glauben zu üben und zu proben, eigentlich nur Streß aufbauen und sonst gar nichts. Es kommt darauf an, daß man richtig und mit der richtigen Einstellung übt, denn sonst wird man immer schlechter und verfällt in schlechte geistige und körperliche Gewohnheiten. Man übt und übt und versucht, ein Stück gut zu spielen, und läuft dabei Gefahr, daß man nur noch mechanisch spielt und diesen besonderen Funken und die Spontaneität verliert. Als ich mit der Alexander-Technik anfing, stellte ich fest, daß ich tatsächlich besser spielte, ohne mehr zu üben, weil ich mich besser konzentrieren und den Streß abbauen konnte.

Am allerwichtigsten ist, daß man lernt, mit einer anderen Einstellung zu üben. Wenn man entspannter ist, kann man Dinge einfach geschehen und fließen lassen. Man begreift, daß das, was man bewußt erreichen kann, begrenzt ist. Man entdeckt auch, daß man nicht unbedingt am Klavier üben muß. Man kann über das nachdenken, was man tun wird, man kann sich die Musik und die eigene Interpretation vorstellen. Es scheint, als hebe die Technik eine Blockierung im Kopf auf — eine Sperre, die alle Künstler zuweilen erleben. Ich habe außerdem festgestellt, daß die Alexander-Technik mehr von meiner eigenen Persönlichkeit freigesetzt hat und ich dadurch in der Lage war, mich selbst mehr in mein Spiel einzubringen, anstatt die Noten mechanisch herunterzuspielen. Zusätzlich dazu, daß ich jetzt besser spiele, fühle ich mich insgesamt besser und gesünder.«

Er erklärte, daß viele Künstler in allen Bereichen darunter litten, daß sie zwar ein gewisses Niveau erreichten, aber dann vor einer unüberwindlichen Hürde stünden, die auch durch ausgedehntes und verbissenes Üben nicht zu nehmen sei. »Wenn sie an diesem Punkt angelangt sind«, sagt Wilfred Murray, »hören viele ganz auf zu spielen. Je mehr sie üben, desto mehr Streß bauen sie auf, und desto größer ist die Wahrscheinlichkeit, daß sich auch das, was sie bisher erreicht haben, in Nichts auflöst.

Die Alexander-Technik könnte diesen Menschen helfen, die geistige Hürde zu nehmen, die ihr Weiterkommen behindert. Im Grunde müssen sie ihre Einstellung ändern. Wenn sie nicht lernen, den Streß abzubauen, werden sie verzweifeln. Natürlich wird nicht jeder Pianist, der die Alexander-Technik anwendet, ein Horovitz, und nicht jede Tänzerin eine Alicia Markova. Die Technik ersetzt keineswegs die Begabung. Aber sie könnte doch einige vielversprechende Künstler davon abhalten, ihre Karriere an den Nagel zu hängen, wenn sie vor einer unüberwindlichen Hürde stehen und scheinbar nicht weiterkommen.«

Wilfred Murray fügte hinzu, daß er außerdem sehr viel gelassener geworden war, was er als sehr positiv empfand. Streß und Sorgen lassen Menschen oftmals aufbrausend und ungerecht werden. Es ist bezeichnend für die Menschen des Typs A, daß sie im fortgeschrittenen Alter häufig zu unangenehmen Zeitgenossen werden. Sie können gar nicht mehr anders, als auf jede Situation aufbrausend und negativ zu reagieren.

Erkennen von Geisteszuständen

Wilfred Barlow, der zehn Jahre lang Mitarbeiter von Alexander war, erklärt, daß er im Laufe der Zeit erkannt hat, daß sich mit der Methode Alexanders Geisteszustände sehr viel schneller bestimmen lassen als mit jeder anderen Methode. Angst ist immer mit akuter Muskelverspannung verbunden, und die Verbindung zwischen negativen Geisteszuständen und schlechtem Körpergebrauch ist tatsächlich immer sehr eng.

Barlow entdeckte im Laufe der Zeit, daß eine Verspannung in den Armen immer auf Feindseligkeit und Verspannung im Gesäß und in den Oberschenkeln auf sexuelle Probleme schließen läßt. Diejenigen, die von chronischen

Kopfschmerzen heimgesucht werden, leiden unter chronischer Belastung. Ein sogenannter ›Schreibkrampf‹ tritt oftmals dann auf, wenn der Schreibende einen unbewußten Zorn hegt. Dieser manifestiert sich zunächst als Verkrampfung der Finger- und Handmuskeln und dann in unnatürlichen Kopf- und Nackenhaltungen als Gegensteuerungsversuch.

»Mir wurde noch durch viele andere Anzeichen klar«, schreibt Barlow, »daß geistig gestörte oder behinderte Menschen körperlich angespannt waren.« Er fügt hinzu, daß es in der Tat unmöglich ist, den körperlichen vom seelisch-geistigen Bereich zu trennen. Natürlich muß nicht jeder ›geisteskrank‹ sein, der unter Anspannung und Angst leidet: jeder Mensch kennt diese Zustände. Die Methoden zur Messung der Muskelspannung haben die Aussagen Alexanders zum großen Teil bestätigt.

Jeder Geisteszustand, ob positiv oder negativ, wird von körperlichen Bewegungen irgendeiner Art begleitet. Es kann sich um kaum wahrnehmbare Bewegungen wie Blinzeln, aber genausogut um unübersehbare Bewegungen, wie im Falle von überaktiven Kindern, handeln. Spannungszustände treten immer dann auf, wenn emotionale Belastungen vorliegen. Nur wenn wir unsere Muskeln richtig gebrauchen, bekommt das Gehirn positive Rückmeldungen, und auf diese Weise löst sich sowohl im Geist als auch im Körper jegliche Anspannung.

Darüber hinaus können sich Menschen mit Hilfe der Alexander-Technik aus dem Gefängnis ihrer Vergangenheit befreien und so verhindern, daß negative Einstellungen ihre Zukunft zunichte machen.

Dieses Lernen geschieht auf völlig streßfreie Weise — indem die Muskeltätigkeit sanft und behutsam umgestellt wird. Im nächsten Kapitel wird beschrieben, was genau im Verlauf eines Alexander-Kurses geschieht.

5

Das Alexander-Übungsprogramm

Jeder, der die Alexander-Technik und ihre Vorteile kennenlernen möchte, sollte bei einem qualifizierten Lehrer Unterricht nehmen. Neue Schüler werden bald feststellen, daß sich das Übungsprogramm mit keiner anderen Therapieform vergleichen läßt.

Es handelt sich bei der Alexander-Technik weder um Gymnastikübungen noch um eine reine Entspannungsmethode oder um eine Abfolge bestimmter Stellungen wie beim Yoga – sie vereinigt vielmehr diese drei Disziplinen. Obwohl es sich um sehr feine und sanfte Bewegungen handelt, erfordert es sehr viel harte Arbeit, um zu lernen, wie man den Körper auf andere Art und Weise bewegt, wie man alte, falsche Gewohnheiten ablegt und sie durch neue Verhaltensweisen ersetzt. Das Erlernen und Üben neuer Gewohnheiten kann mitunter sehr mühsam sein.

Die Schüler

Die meisten Menschen, die einen Alexander-Lehrer aufsuchen, leiden unter starken Rückenschmerzen, chronischer Migräne oder Gelenkbeschwerden wie zum Beispiel Arthritis. Häufig handelt es sich um Menschen, die bereits ›alles versucht haben‹, die ihren Hausarzt sowie

Spezialisten konsultiert haben, um schließlich doch nur festzustellen, daß sich ihre Beschwerden verschlimmern. In vielen Fällen steht die Alexander-Technik am Ende einer langen Suche nach Heilung oder wenigstens Linderung der Beschwerden.

Zur zweiten Gruppe der Schüler gehören darstellende Künstler – Sänger, Schauspieler und Musiker beispielsweise – die aus irgendeinem Grund festgefahren sind und auf der Stelle treten. Wie wir im vorhergehenden Kapitel gesehen haben, suchen zum Beispiel Geiger einen Alexander-Lehrer auf, wenn sie an immer wieder auftretenden Zerrungen leiden, und Pianisten, wenn sie feststellen, daß ihr Spiel trotz Übens immer schlechter wird. Die Alexander-Technik wurde von darstellenden Künstlern schon immer besonders geschätzt, und mehrere Musikhochschulen bieten Alexander-Übungskurse an.

Es wäre jedoch falsch, anzunehmen, daß Ihnen die Alexander-Technik nur dann nützen kann, wenn Sie krank sind. Die meisten von uns gebrauchen ihren Körper auf falsche oder ineffektive Art und Weise, die später zu ernsthaften Muskelbeschwerden führen kann. Es ist außerdem sehr wahrscheinlich, daß wir Streß, Ängste, Groll und andere negative Einstellungen aufgebaut haben.

Die Behauptung, daß das Alexander-Übungsprogramm jedem, ungeachtet seines Alters, seines Geschlechts und seiner körperlichen Verfassung, zum Vorteil gereichen kann, ist sicherlich keine Übertreibung.

Was Sie erwartet

Alexander-Unterrichtsstunden sind eine rundherum angenehme Sache und stellen keine möglicherweise abschreckenden Anforderungen, wie beispielsweise Gymnastikübungen oder Yoga. So müssen Sie unter anderem keine spezielle Bekleidung tragen. Sie können die Übungen in Ihrer normalen Alltagskleidung durchführen, auch wenn bequeme Trainingsanzüge dabei am vorteilhaftesten sind.

Da die Stunden nur als Einzelunterricht erfolgen, besteht keine Gefahr, sich wie in einer Gymnastikgruppe mit anderen vergleichen zu müssen. Der Schüler muß sich nicht darum kümmern, was die anderen tun, und braucht sich nicht zu schämen, wenn er etwas nicht sofort beherrscht. Er muß weder herumhopsen noch sich verrenken.

Der Lehrer wird Ihnen auch keine unangenehmen oder schwierigen Fragen zu Ihren Eltern, Ihrer Kindheit oder Ihren Beziehungen stellen. Alexander-Lehrer lernen, auf ein Ungleichgewicht und Anspannungen in Körperbewegungen zu achten; sie müssen dazu keine psychoanalytische Ausbildung nachweisen. Der Lehrer wird sich Ihnen gegenüber auch niemals negativ über Ihre schlechte körperliche Verfassung äußern. Er wird Sie statt dessen lediglich behutsam und vorsichtig zu einem gesteigerten Wohlbefinden führen und Sie lehren, die Primärkontrolle zu verwirklichen.

Alexander-Stunden werden in der Regel von den Krankenkassen nicht anerkannt, höchstens vielleicht von einigen privaten Krankenversicherungen, sofern ein Arzt sie verordnet oder eine Zusatzausbildung als Alexander-Lehrer hat.

Die notwendige Anzahl der Unterrichtsstunden ist von Patient zu Patient verschieden und hängt von den jeweiligen Beschwerden ab; der Durchschnitt liegt bei 20 Stunden. In dieser Zeit können sich die meisten Menschen richtige körperliche Gewohnheiten aneignen und die Technik erlernen und anwenden.

Eine erste Lektion

Elizabeth Atkinson hat 1976 ihre Ausbildung zur Alexander-Lehrerin abgeschlossen und unterrichtet jetzt in ihrer Wohnung im Süden Londons und am Goldsmith's College der Londoner Universität. Sie bildet zudem Alexander-Lehrer aus. Sie hat ein Zimmer ihrer Wohnung zu einem Alexander-Behandlungsraum umgestaltet, in dem sich jetzt ein langer, harter Tisch und ein Stuhl befinden – und ansonsten nur wenige andere Gegenstände. Sie unterrichtet im Trainingsanzug und bittet ihre Schüler, es ihr gleichzutun. Es sei, sagt sie, sehr viel einfacher zu erkennen, wie sich der Schüler bewegt, wenn er lockere Kleidung trägt statt eines Anzugs oder ähnlich beengender Kleidung.

Da ich selbst Unterricht bei Elizabeth Atkinson genommen habe, will ich beschreiben, wie sie ihre Kurse durchführt. Jeder Alexander-Lehrer gestaltet seinen Unterricht natürlich auf seine Art, wobei das Ziel jedoch immer das gleiche ist – dem Schüler zu helfen, den falschen Gebrauch des Körpers einzustellen und neue, bessere Gewohnheiten zu lernen. Die Schritte, die ich hier beschreibe, sind natürlich die, die sie bei mir angewandt hat, und werden nicht notwendigerweise bei allen Schülern gleich sein, da der Alexander-Lehrer darum bemüht ist, die besonderen Bedürfnisse jedes einzelnen aufzuspüren und auf sie einzugehen.

In der ersten Stunde gab sie einen kurzen Überblick über die Alexander-Technik und erklärte ausdrücklich, daß es sich dabei nicht um ein vorgeschriebenes Übungsprogramm handelt, das strikt eingehalten werden müßte. »Schließlich«, sagte sie, »muß man sich doch fragen, wozu Yoga-Stellungen gut sind, wenn man den ganzen Tag am Schreibtisch zubringt.« Die Alexander-Übungen können auf jeden einzelnen und seine Beziehung zu seinem Körper und zur Welt im allgemeinen abgestimmt werden.

Sie begann, mir Fragen zu stellen, um zu ergründen, warum ich gekommen war und worin mein gesundheitliches Problem bestand. Sie fragte mich ebenfalls nach Unfällen und Krankheiten in der Kindheit. Es kommt vor, daß ein Schüler als Kind schweres Asthma gehabt hat, es dann aber, weil es geheilt schien, vergessen hat. Für einen Alexander-Lehrer ist diese Information jedoch von äußerster Wichtigkeit, da sie ihm als Schlüssel zum Verständnis der jetzigen, erwachsenen Körperhaltung dienen kann.

Elizabeth stellt immer wieder fest, daß ihr Schüler oft versichern, sie hätten überhaupt keine körperlichen Beschwerden. »Wenn ich jedoch nachfrage«, erklärte sie, »erfahre ich vielleicht, daß der Betreffende im Alter von neun vom Baum gefallen ist und mehrere Monate lang im Gipsbett lag, oder daß er Scharlach oder Drüsenfieber gehabt hat. Jeder Alexander-Lehrer weiß, daß eine körperliche oder emotionale Verletzung gespeichert wird und damit dem ganzen Organismus über Jahre erhalten bleibt. Manchmal stelle ich nach ein paar Unterrichtsstunden fest, daß der Schüler anfängt zu keuchen. Wenn ich dann frage, ob er jemals Asthma gehabt hat, kann es sein, daß er dies zunächst verneint, bis er sich schließlich doch noch daran erinnert.«

Sie fragt ebenso nach Operationen, denen sich der Schüler in der Vergangenheit unterzogen hat, weil alte Operationsnarben während der Alexander-Unterrichtsstunden plötzlich wieder schmerzen können.

»Ich untersuche den Schüler nicht wie ein Arzt«, erklärte sie, »und es wird auch nie vorkommen, daß der Schüler sich auf einen Untersuchungstisch legen und seine Kleider ablegen muß. Aber ich kann durch Berührung der Muskeln und Gelenke herausfinden, ob irgendwelche Beschwerden vorliegen.«

Elizabeth fragt den Schüler dann weiter, aus welchem Grund er die Alexander-Technik erlernen will und was er sich davon erhofft. In der ersten Stunde erklärt sie genau, was die Technik bewirken kann und was nicht. Und sie macht den Menschen, die zu ihr kommen, gleich zu Anfang klar, daß die Alexander-Technik kein Allheilmittel für alle Krankheiten, alle emotionalen Probleme oder alle chronischen Beschwerden ist.

Einer der wichtigsten Aspekte der Technik, den es zu verstehen gilt, ist, daß der Alexander-Lehrer sich niemals auf die Krankheit konzentriert oder sich in private Probleme einmischt. Sie sind für ihn nicht von Interesse. Er fordert den Schüler auf, so zu agieren, als sei er bei bester Gesundheit, ohne Rücksicht auf Rückenschmerzen, Migräne oder andere Beschwerden. Nur so, das heißt, indem er genau beobachtet, welche Bewegungen der Schüler nicht oder nur schwer ausführen kann, kann er das Problem bestimmen.

Elizabeth weiß ebenfalls um die komplizierte Beziehung mancher Menschen zu ihrer Krankheit, die sie tatsächlich brauchen und ohne die sie verloren wären. Viele Menschen können und wollen diesen Zusammenhang nicht verstehen, auch wenn es den meisten von uns nicht leichtfällt zu begreifen, welchen Vorteil das Kranksein haben sollte. Im Rahmen der Lehre Alexanders wird dieser Zusammenhang jedoch verständlich. Alexander selbst hat gelehrt, daß wir alle von unseren Gewohnheiten bestimmt werden und uns zudem an alles und jedes gewöhnen können. Im Laufe der Zeit finden wir dann Gefallen daran und können deshalb nur schwer wieder davon lassen.

Vielleicht läßt sich dieser Gedanke leichter nachvollziehen, wenn wir ihn auf das Rauchen anwenden. Die meisten Raucher wissen nur zu gut, wie sehr sie ihrer Gesundheit schaden. Obwohl es manchen gelingt, das Rauchen aufzugeben, behaupten viele, daß sie gern rauchen, daß das Rauchen zu den angenehmen Dingen im Leben zählt, und daß sie sich nicht vorstellen könnten, nicht mehr zu rauchen. Diese Menschen haben ihre Gewohnheit so sehr verinnerlicht, daß sie ein Teil ihrer selbst geworden ist; die Gewohnheit ist zur Sucht geworden und kann deshalb nur ganz schwer wieder aufgegeben werden.

Mit Krankheiten verhält es sich ähnlich. Keiner sollte glauben, daß alle Krankheiten schlecht sind. Es kommt vor, daß eine Behinderung als stichhaltige Ausrede angeführt wird, um Dinge nicht tun zu müssen, die man nicht tun will. Die Betreffenden können sich auf ihre schmerzenden Rücken, ihre Nerven, ihre schrecklichen Kopfschmerzen, ihre Arthritis berufen – und jeder hat dafür Verständnis. Wenn diese Menschen wieder gesund würden, müßten sie mehr Verantwortung für sich selbst übernehmen. Solange sie allerdings krank sind, können sie mit der Anteilnahme, der Sorge und der Hilfe der anderen rechnen. Menschen, die an chronischen Beschwerden leiden, zwingen nicht selten ihre Familie, Freunde und Ärzte dazu, sich mit ihnen zu beschäftigen. Die Aufmerksamkeit, die ihnen zuteil wird, ginge ihnen möglicherweise verloren, wenn sie gesund wären.

Darüber hinaus entwickeln sie im Laufe der Jahre eine besondere Beziehung zu ihrer Krankheit, so daß diese Teil ihrer Persönlichkeit wird. Das ganze Leben solcher Menschen dreht sich nur noch um die Krankheit. Was sollten sie machen, wenn dieser ›Lebensinhalt‹ ihnen plötzlich genommen würde?

Der Alexander-Lehrer muß bereits in der ersten Stunde herausfinden, welche Einstellung der Schüler zu seiner eigenen Krankheit bzw. Verfassung hat, um dann zu bestimmen, ob und wie er dem Schüler helfen kann. Kein Lehrer, der auf seinen Ruf bedacht ist, wird einen Schüler annehmen, dem er nicht helfen kann. Der Lehrer muß des weiteren feststellen, ob der Schüler eine Lernbereitschaft mitbringt, da die Technik großes Engagement und Motivation seitens des Schülers erfordert. Manchen Menschen ist es einfach zuviel, neue Bewegungsmuster zu lernen. Aus diesem Grund erfahren Alexander-Lehrer gern zu Anfang, durch wen oder was der Schüler auf die Alexander-Technik aufmerksam geworden ist, und was ihn gerade zu ihm geführt hat. Wenn der Schüler den Lehrer auf Anraten seines Partners oder seiner Eltern aufgesucht hat, fehlt ihm oftmals die notwendige Motivation, um den größtmöglichen Nutzen für sich aus dem Unterricht zu ziehen.

Während Elizabeth Atkinson sich die Vorgeschichte des Schülers anhört, bestimmt sie all diese Faktoren. Sie versucht die Einstellung des Schülers zu sich selbst und zu anderen Menschen in Erfahrung zu bringen. »Ich höre, was der Schüler sagt«, erklärt sie, »und gleichzeitig stelle ich mir die Frage: Befindet sich dieser Mensch in einem Zustand der Panik oder der tiefen Sorge? Ich achte auf seine Körpersprache und seine Gesten. Die meisten Menschen wissen nicht, wieviel sie, während sie sprechen, von sich preisgeben – und nicht nur durch das, was sie sagen.«

An diesem Punkt wird die Frage der Bezahlung ins Spiel kommen. Die meisten Alexander-Lehrer sprechen dies sehr direkt an, da sie der Ansicht sind, daß sie ein Maß des Engagements des Schülers ist. Elizabeth achtet beispielsweise sehr streng auf pünktliche Bezahlung und läßt ihre

Schüler auch für nicht eingehaltene Termine bezahlen, wenn sie nicht rechtzeitig abgesagt wurden. »In der Anfangszeit«, sagte sie, »war es für viele Lehrer ein leidiges Problem, da sie nicht gern um Geld baten. Aber jetzt, wo die Ausbildung nach Richtlinien erfolgt und die Berufsausübung den Lebensunterhalt sichern muß, können wir es uns nicht mehr leisten, nachsichtig zu sein. Wir wissen außerdem, daß die Einstellung des Schülers anders ist, wenn er für etwas bezahlen muß.

Die meisten von uns verlangen so wenig wie möglich, doch wir wissen, daß manche Menschen die Unterrichtsstunden erst dann schätzen, wenn sie viel dafür bezahlen. Die hohen Kosten steigern ihre Lernbereitschaft.«

Nach dieser etwa 15minütigen Einführung bat mich Elizabeth, mich auf den Tisch zu legen und die Knie anzuziehen, wobei mein Kopf durch zwei oder drei Bücher gestützt wurde. Die Höhe des Stapels hängt von der Körpergröße ab und davon, wie rund der Rücken des Schülers bereits ist. Durch die Bücher unter dem Kopf liegt die Wirbelsäule ganz flach auf dem Tisch.

Nachdem ich diese Position eingenommen hatte, legte sie ihre Hände unter meinen Kopf und abwechselnd auf meine Arme und Beine. Während sie dies tat, forderte sie mich auf, »meine ganze Schwere an sie abzugeben«. Darin besteht die erste Schwierigkeit für viele Menschen. Anstatt das ganze Gewicht des Kopfes sowie der Gliedmaßen ganz passiv dem Lehrer zu überlassen, versuchen sie mitzuhelfen. Das ist falsch. Elizabeth will, daß der Schüler sich ›totstellt‹, damit sie Verbindungen aufspüren und Unausgeglichenheiten feststellen kann.

Je angespannter und nervöser die Schüler sind, desto weniger sind sie in der Lage, ihre Körperschwere an den Lehrer freizugeben. Sie haben irgendwo in ihrem tiefsten Inneren Angst, sich einem Menschen, der ihnen immer noch fremd ist, ›auszuliefern‹. Bei sehr nervösen und ängstlichen Menschen kann es mehrere Stunden dauern, bis sie lernen, dem Lehrer ihr Gewicht anzuvertrauen.

Im Anschluß daran ging Elizabeth um mich herum und drückte leicht auf verschiedene Muskeln. Wenn sie die Muskeln berührt, spürt man kaum, daß etwas geschieht. Da ist kein Schmerz, kein Unbehagen, keine Schwierigkeit. Ich lag einfach nur da, ganz passiv, während sie einzelne Muskeln abtastete. Natürlich können Menschen, deren Muskeln sehr verkrampft sind, dabei Schmerz empfinden, doch das ist eher unwahrscheinlich.

Bei der Technik geht es in keiner Weise darum, ausgerenkte Gelenke wieder einzurenken. Sie läßt sich auch nicht mit Massage vergleichen. Elizabeth versucht in dieser Phase lediglich festzustellen, in welchem Zustand sich die Muskeln ihres Schülers befinden, wie der Schüler mit seiner Wirbelsäule umgeht und wo die Problembereiche sind. Den meisten Menschen ist nicht bewußt, daß ihre Knie und Knöchel mit der Wirbelsäule verbunden sind, und sie verstehen deshalb nicht, warum Elizabeth, wenn sie mit furchtbaren Rückenschmerzen zu ihr kommen, so viel Zeit auf ihre Kniegelenke verwendet. Während sie die Muskeln untersucht, bittet sie die Schüler, an ihre Wirbelsäule zu denken, die vom Steißbein bis zum Nacken verläuft, und sich vorzustellen, daß sie länger und länger wird. Danach sollen sie die Nackenmuskeln lockern und entspannen. All das nimmt ungefähr 20 Minuten in Anspruch.

Im Anschluß daran forderte sie mich auf, vom Tisch herunterzukommen, indem ich mich erst zur Seite rolle und dann die Füße allmählich auf den Boden herablasse. Dazu mußte ich meinen rechten Arm nach links hinüber bewegen und dann den Körper folgen lassen.

Als nächstes sollte ich mich mit dem Rücken gegen einen Stuhl lehnen. Dies ist für viele außerordentlich schwierig, da es ihnen zwar leicht fällt, sich im Liegen zu öffnen und zu entspannen, doch im Stehen reagieren sie ganz anders. Der Grund dafür ist die Schwerkraft. Der Lehrer wird den Schüler bitten, sich im Stehen ebenso zu entspannen wie im Liegen. Dies erfordert einige Übung, da viele zunächst nicht verstehen, was mit dem Begriff ›entspannen‹ gemeint ist.

An den Bewegungen ›Hinsetzen‹ und ›Aufstehen‹ arbeiten

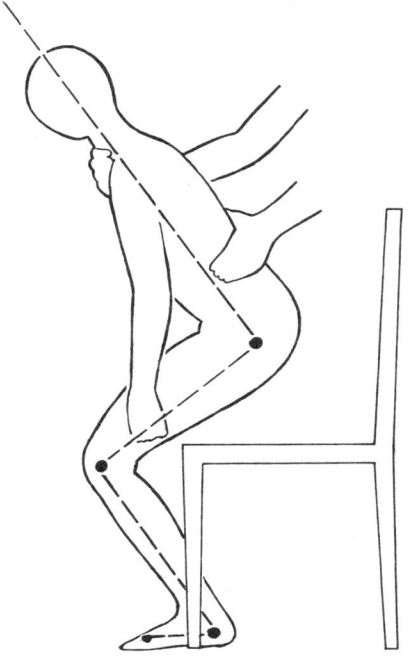

Dann legte Elizabeth ein Kissen auf den Stuhl und schob mich sanft, auf Alexander-Art, darauf zurück. Dabei tut der Schüler gar nichts, sondern läßt einfach nur zu, daß der Lehrer ihn ›hinsetzt‹. Auf diese Weise kann der Lehrer beobachten, wie die Beziehung zwischen Kopf und Wirbelsäule ist, und wie sehr diese bereits aus dem Gleichgewicht geraten ist. In meinem Fall wählte sie diese Bewegung, weil ich unter Rückenschmerzen litt. Ich möchte noch einmal wiederholen, daß die meisten Menschen Schwierigkeiten haben, sich auf Alexander-Art hinzusetzen.

Die Einführung dauert ungefähr eine Stunde und bestimmt den weiteren Verlauf des Unterrichts. Wie die meisten Alexander-Lehrer sieht es auch Elizabeth Atkinson gern, wenn ihre Schüler drei bis vier Lektionen kurz hintereinander nehmen, damit sie ein Gespür dafür entwickeln, was mit ihnen geschieht. Wenn der Abstand zwischen den Unterrichtsstunden zu groß ist, vergessen sie zu leicht, was sie empfunden haben.

Nachfolgende Lektionen und Hausaufgaben

Elizabeths ›Hausaufgabe‹ für die Schüler besteht darin, daß sie sich jeden Abend in der Alexander-Stellung 15 Minuten lang ganz ruhig hinlegen, wobei der Kopf durch Bücher gestützt wird. Des weiteren sollen die Schüler zu Hause üben, sich so hinzusetzen und aufzustehen, wie sie es im Unterricht gelernt haben.

Während der Lektionen selbst haben die Schüler oftmals nicht das Gefühl, daß irgend etwas geschieht. Daß ihre Muskeln tatsächlich auf verschiedene Weise betätigt wurden, entdecken sie oft erst am nächsten Tag, wenn ein Muskelkater auftritt. Obwohl die Methode sehr sanft erscheint, kommt es nicht selten vor, daß man sich hinterher so müde fühlt, als hätte man stundenlang Sport betrieben. Ich fühlte mich beispielsweise wie nach einem Marathonschwimmen. Das Gefühl war zwar nicht unangenehm, aber doch ein wenig schmerzhaft.

Vor Beginn der zweiten Unterrichtsstunde fragt Elizabeth den Schüler gewöhnlich nach seinen ›Hausaufgaben‹ und den dabei gemachten Erfahrungen bzw. aufgetretenen Gefühlen. In dieser Phase haben viele Schüler völlig vergessen, daß sie die Liegeübung durchführen sollten, sie ist ihnen noch nicht zur Gewohnheit geworden. Elizabeth erklärt dann in kurzen Worten den Sinn und Zweck dieser Übung:

»Je öfter Sie diese Übung machen, desto besser werden Sie sich selbst kennenlernen. Ideal wäre es, wenn Sie sich immer dann, wenn Sie unter übermäßigem Druck stehen, in der Alexander-Stellung hinlegen könnten. Auf diese Weise wären Sie in der Lage, sich eine Zeitlang aus Ihrer normalen Umgebung herauszunehmen und die angestaute Anspannung loszulassen.«

Vielen Menschen fällt diese Liegeübung überraschenderweise schwer, weil sehr viel Disziplin und Übung notwendig sind, bis man sie beherrscht. Es ist nicht leicht, 15 bis 20 Minuten lang in derselben Stellung auszuharren. Zum einen ist unser Körper nicht daran gewöhnt, und zum zweiten kommen einem, während man liegt, alle möglichen Dinge, die noch anstehen, in den Sinn, und man möchte am liebsten aufspringen und sie sofort erledigen oder auflisten. Es ist jedoch wichtig, diesem Drang zu widerstehen, auch wenn es am Anfang noch so schwer fällt. Elizabeth erklärt weiter, daß es körperlich ziemlich anstrengend ist, längere Zeit bewegungslos zu liegen. Unsere Körper haben sich daran gewöhnt, ständig in Bewegung zu sein, zumindest im wachen Zustand, und können deshalb einfach nicht ausruhen.

In der zweiten Sitzung hat der Lehrer bereits wertvolle Einblicke in die körperlichen Stärken und Schwächen des Schülers gewonnen und weiß, wie beweglich oder unbeweglich Kopf und Hals sind. Bei der zweiten Lektion geht es deshalb hauptsächlich darum, Kopf und Hals zu ihrer freien Beweglichkeit zurückzuführen. Elizabeth Atkinson untersucht die Gelenke, bevor sie sich wieder Kopf und Wirbelsäule zuwendet. »Es ist, als würde man die Funktionsfähigkeit des ›Kraftwerks‹, das heißt des Kontrollraumes überprüfen. Sofern sich das Verhältnis von Kopf und Hals bzw. Nacken nicht positiv verändert, kann keine dauerhafte Verbesserung stattfinden.«

Patienten, die wegen schmerzender Beine gekommen sind, wird es überraschen, wenn der Lehrer sich mehr auf ihren Kopf und Nacken als auf ihr Bein konzentriert. Doch er tut dies, weil der Schmerz im Bein überhaupt erst durch die fehlende ›Primärkontrolle‹ entstanden ist; denn jeder Vorgang im Kopf wird sofort an alle Organe und Gliedmaßen weitergeleitet.

Die folgenden Lektionen verlaufen alle mehr oder weniger gleich – einer langen Liegephase folgt die Übung des Aufstehens und Hinsetzens. Die praktischen Unterrichtsstunden dauern in der Regel 45 Minuten, da normalerweise kein weiteres Beratungsgespräch erforderlich ist. Im Laufe der Zeit wird der Schüler mit weiteren Übungen vertraut gemacht. Dazu gehören Kriechen, Hocken und das ›Ausatmen mit einem geflüsterten Ah‹.

Diese einzigartige Übung wurde vom Begründer der Technik entwickelt, um seinen Schülern den Zusammenhang zwischen dem Zusammenpressen der Kiefer und der Verengung des Brustkorbs zu demonstrieren. Nur wenn der Atem frei fließen kann, kann sich auch die Stimme entfalten. Beim ›Ausatmen mit einem geflüsterten Ah‹ kommt es überhaupt nicht darauf an, einen möglichst schönen Ton von sich zu geben, sondern nur darauf, die Kiefer locker zu lassen und den Brustkorb zu dehnen. Dies geschieht ganz von selbst, wenn das Ah herausströmt.

Wenn der Mensch sich verkrampft, wird der Ton nur gepreßt herauskommen. Die meisten Menschen sind einfach nicht daran gewöhnt, bewußt Töne herauszulassen. Diese Übung dient außerdem dazu, den Rücken zu öffnen und zu weiten.

»Wenn ich die Schüler bitte, ihren Rücken zu öffnen und zu weiten«, erklärt Elizabeth, »haben die meisten nicht die leiseste Ahnung, was ich meine. Erst wenn sie das Ah aus sich herausströmen lassen, erfolgt die Öffnung ganz natürlich.« Die Übung wurde entwickelt, damit die Stimmbänder richtig schwingen können. Sie verhindert das Schlucken oder Einziehen von Luft, wodurch unnötiger Druck auf die Kehlkopfmuskeln und Stimmorgane ausgeübt würde.

Das geflüsterte Ah kann von jedermann jederzeit geübt werden. Man drückt dabei die Zungenspitze ganz leicht gegen die unteren Zähne und läßt den Rest der Zunge auf dem Mundboden liegen. Versuchen Sie dabei, an etwas Lustiges oder Absurdes zu denken, das Sie zum Lächeln bringt. Sollte Ihnen das schwerfallen, stellen Sie sich etwas vor, das Ihnen Freude bereitet. Während Sie nun sozusagen träumen, öffnen Sie Ihren Mund und lassen das Ah nicht laut, sondern leise herausströmen. Ihr Unterkiefer sollte sich dabei nicht nach vorne bewegen, sondern einfach nach unten fallen. Diese Übung wird drei- oder viermal wiederholt.

Während Sie diesen Flüsterton hervorbringen, werden Sie feststellen, daß sich Ihr Brustkorb dehnt. Versuchen Sie keinesfalls, die Übung zu forcieren, denn damit könnten Sie ein Hyperventilieren begünstigen.

Warum man üben muß

Es gibt noch weitere Stimmübungen. Der Lehrer wird den Schüler vielleicht bitten, eine Reihe von Lauten zu bilden, um auf diese Weise festzustellen, ob der Schüler sich beim Sprechen oder Singen zu sehr anstrengt. Er achtet außerdem darauf, ob der Schüler beim Sprechen seinen Kopf einzieht. Das angestrebte Ziel ist, eine alltägliche Bewegung mit möglichst geringem Aufwand an Kraft auszuführen.

Die Liegeübung, bei der die Knie angezogen werden, dient dazu, den Rücken zu weiten. Wenn die Knie nicht angezogen werden, wölbt und verspannt sich der Rükken, so daß die Übung wirkungslos bleibt.

Sie werden außerdem lernen, sich jedesmal, wenn Sie sich bewegen bzw. wenn Sie Ihre Stellung ändern, bestimmte Anweisungen zu geben. Diese Instruktionen lauten: Kopf nach vorne und vom Körper weg, nach vorne und nach oben.

Ziel der Hinsetzübung ist es, das Gewicht auf die Fersen zu verlagern und die Knie zu entlasten, um dann mit dem Gesäß voran auf dem Stuhl Platz zu nehmen. Der Schüler lernt, seine Wirbelsäule als ein verbundenes Ganzes zu verstehen.

Eine weitere Übung ist die ›moslemische Gebetshaltung‹. Sie verhilft dem Schüler zu einem guten Gespür dafür, was mit seinem Rücken geschieht. Der Lehrer kann den Schüler auch auffordern, herumzugehen, wobei er darauf achtet, was dabei mit dem Körper des Schülers geschieht. Ohne es zu merken, wiegen sich viele Menschen von einer Seite zur anderen und belasten dadurch ihre Hüften über Gebühr. Einige Menschen haben bereits nach kurzem Gehen Schmerzen, ohne daß sie wissen, warum.

Eine der Lieblingsübungen von Alexander war die ›Affenstellung‹. Mit dieser Übung soll das Prinzip der Antischwerkraft, das oberste Ziel der Technik überhaupt, verdeutlicht werden. Grundsätzlich ist der ›Affe‹ eine Streckübung mit gebeugten Hüften und gerade ausgerichtetem Becken.

Wie viele Lektionen?

Die meisten Alexander-Lehrer vergleichen die Lektionen mit der Feineinstellung eines Motors. Bereits nach wenigen Sitzungen verstehen die meisten Schüler die Verbin-

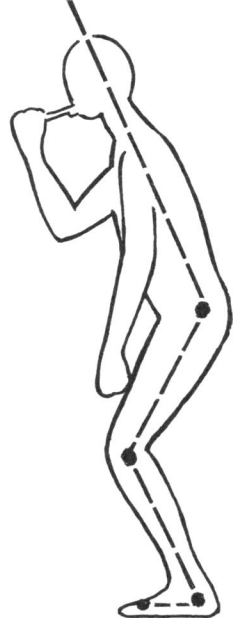

Die ›Affenstellung‹ bei einer alltäglichen Verrichtung

dungen zwischen Wirbelsäule und Muskeln sowie Kopf und Hals und spüren allmählich den Unterschied, wenn sie sich auf Alexander-Art hinsetzen, stehen oder liegen. Es dauert ziemlich lange, bis die Technik im Geist und Körper eines Menschen verankert ist, und die Anzahl der Unterrichtsstunden, die der einzelne Schüler braucht, hängt größtenteils davon ab, welches Problem er mit sich herumträgt.

Die meisten Menschen suchen laut Elizabeth Atkinson erst dann einen Lehrer auf, wenn sie bereits größere Beschwerden haben. Der eine oder andere kommt vielleicht aus Neugier, doch die meisten Schüler sind Menschen, die ihrer Arbeit nicht mehr nachgehen können, weil ihre angeschlagene Gesundheit dies nicht mehr zuläßt.

Die meisten Lektionen werden auf Einzelbasis durchgeführt, da jeder Mensch andere Probleme hat und seinen Körper anders gebraucht.

Es ist allerdings auch möglich, einen Einführungskurs zum Kennenlernen mitzumachen, bevor man sich endgültig festlegt.

Der unmittelbare Nutzen der Alexander-Technik besteht darin, daß man die Müdigkeit, die sich normalerweise am Ende eines Tages einstellt, überwinden kann. Diejenigen, die die Liegeübung nach beendeter Arbeit bewußt durchführen, gehen gestärkt und mit neuer Energie in den Feierabend. Auch die Selbstanweisungen vor jeder Positionsänderung wirken Wunder. Das muß niemand mitbekommen. Diese Instruktionen können, so Wilfred Barlow, als eine Art ›Probe-Handeln‹ betrachtet werden, bevor wir eine Tätigkeit ausführen. Wenn wir vergessen, uns diese ausdrücklichen Befehle zu erteilen, laufen wir Gefahr, in die alten, schlechten Gewohnheiten zurückzufallen.

Die Ausbildung zum Lehrer

Viele Schüler wollen wissen, wie sie sicher sein können, daß ihr Alexander-Lehrer wirklich qualifiziert ist. Kann sich jemand ohne entsprechende Ausbildung als Alexander-Lehrer niederlassen?

In früheren Zeiten war dies wohl möglich. Es gab und gibt immer noch keine Vorschriften, die Ausbildung und Praxiseröffnung regeln. Aber die Gesellschaft der Lehrer der Alexander-Technik hat inzwischen Richtlinien für die Ausbildung festgelegt. Diese Ausbildung ist ziemlich lang und anstrengend und sollte nur von geeigneten Personen angestrebt werden. Es kommt häufig vor, daß Auszubildende sich bereits für verwandte Berufe qualifiziert haben, beispielsweise als Sprecherzieher, Schauspieler oder Sportlehrer, und sich aufgrund ihrer Berufspraxis dann für die Alexander-Technik interessierten. Nicht selten sind Lehrer ehemalige Schüler, denen die Alexander-Technik so sehr geholfen hat, daß sie sie selbst weitergeben möchten.

Niemand kann sich zum Lehrer ausbilden lassen, wenn er nicht vorher selbst mindestens ein Jahr lang Unterricht genommen hat. Damit ist gewährleistet, daß der Auszubildende bereits mit den Grundprinzipien der Technik vertraut ist. Viele der besten Lehrer sind Menschen, die vormals mit gewaltigen Problemen zu kämpfen hatten und dann feststellten, daß nur die Alexander-Technik ihnen wirklich helfen konnte.

Die Ausbilder selbst sind allesamt langjährige Alexander-Lehrer, und alle Ausbildungskurse müssen von der Gesellschaft der Alexander-Lehrer genehmigt werden. Es handelt sich in der Regel um eine dreijährige Vollzeitausbildung. Die Teilnehmerzahl der Kurse ist normalerweise auf neun beschränkt.

Die Vereinigung der Lehrer führt regelmäßige Überprüfungen durch, um sicherzustellen, daß die Ausbildung nach ihren Regeln und im Sinne Alexanders erfolgt. Die Qualitätskontrolle erfolgt heutzutage nach strengen Gesichtspunkten.

Die dreijährige Ausbildung umfaßt 1600 Unterrichtsstunden. In jeder Woche werden mindestens 15 Unterrichtsstunden abgehalten, jedoch nicht am Abend oder an Wochenenden, sondern an Vormittagen, wenn die Auszubildenden frisch und aufnahmefähig sind.

Zur Ausbildung gehören unter anderem die Fächer Anatomie und Physiologie. Da heutzutage viele Ärzte ihre Patienten an Alexander-Lehrer überweisen und die Lehrer demzufolge oftmals mit schwerkranken Menschen arbeiten, sind Kenntnisse auf diesen Gebieten unerläßlich.

Es gibt keine Abschlußprüfung, sondern die Schüler werden im Verlauf der drei Jahre regelmäßig bewertet. Danach können sie sich als ausgebildete Alexander-Lehrer niederlassen.

Jeder, der sich für die Alexander-Technik interessiert und Unterricht nehmen will, kann leicht feststellen, ob der Lehrer ausgebildet ist, indem er sich nach seiner Mitgliedschaft in der Gesellschaft der Alexander-Lehrer erkundigt. Sollten Sie, obwohl der Lehrer dies bejaht, immer noch Zweifel hegen, können Sie die Vereinigung kontaktieren, die Ihnen eine Liste mit allen angeschlossenen Lehrern zukommen läßt.

Eine gute Beziehung zum Lehrer ist wichtig

Beim Alexander-Unterricht ist ein gutes Verhältnis zwischen Lehrer und Schüler sehr wichtig. Wenn Sie keinen Draht zueinander finden, kann es unter Umständen besser sein, einen anderen Lehrer zu suchen, weil Sie dem Lehrer vollkommen vertrauen, mit ihm zusammenarbeiten und daran glauben müssen, daß er oder sie in der Lage ist, Ihnen zu helfen. Manchmal kommt aus dem einen oder anderen Grund eine solche Beziehung nicht zustande. So könnte es sein, daß Sie die Anweisungen des Lehrers ablehnen. Sollte dies der Fall sein, wäre es besser, nicht weiterzumachen. Nichts wäre schlimmer, als noch mehr Streß und Belastung auf sich zu laden, wo doch das oberste Ziel der Alexander-Technik darin besteht, übermäßige Anspannung abzubauen.

Manche Schüler fühlen sich wohler bei einem Lehrer des anderen Geschlechts, wogegen andere mehr Vertrauen zu einem gleichgeschlechtlichen Lehrer haben. Da während des Unterrichts sehr viel Berührung erfolgt, sollte die jeweilige Vorliebe vorher herausgefunden werden. Sie sollten, um den bestmöglichen Nutzen aus den Lektionen mit nach Hause nehmen zu können, den Unterricht genießen und sich jedesmal von neuem darauf freuen. Diese Stunden lassen sich in keiner Weise mit einem Zahnarztbesuch oder einem Krankenhausaufenthalt vergleichen, weshalb auch niemals Gefühle von Angst und Sorge oder Anspannung aufkommen dürfen.

Die Freude, die sich einstellt, wenn zwischen Lehrer und Schüler eine harmonische Atmosphäre herrscht, ist ein wichtiger Teil der Alexander-Theorie. Der Schüler sollte jedoch auch auf ein mögliches traumatisches Erlebnis vorbereitet sein. Natürlich passiert das nicht jedem, aber diejenigen, die schwer krank oder extrem verspannt sind, werden möglicherweise feststellen, daß die Lösung ihrer Probleme mit unerwartet starken Reaktionen verbunden ist.

Die asthmakranke Fiona Ross, von der in Kapitel 3 die Rede war, sagte:»Nach den Lektionen bin ich oftmals wie auf Wolken nach Hause geschwebt, obwohl ich innerlich aufgewühlt war. Die Lektionen haben mich an den Punkt geführt, wo ich mein ganzes Leben neu überdenken und mich fragen mußte, was ich überhaupt tat.«

Helen Dasquez, die vorhat, ihr ganzes Leben lang Alexander-Lektionen zu nehmen, erklärte dazu: »Die Alexander-Technik ist das einzige, was mir, medizinisch gesehen, jemals geholfen hat. Das Geld, das ich wöchentlich für den Unterricht ausgebe, hat sich als weise Investition herausgestellt. Ich bin jetzt durch den Unterricht in der Lage, die vielen Belastungen abzuwerfen und habe dadurch Zeit für mich. Für mich ist die Alexander-Technik zu einer Lebensart geworden.«

Die Universitätsdozentin und Yogalehrerin May Johnstone hatte gerade ihre 45. Lektion hinter sich, als ich mit ihr sprach. Sie sagte: »Ich bin hauptsächlich hingegangen, weil ich neugierig war, da ich keine besonderen Beschwerden hatte. Ich habe jedoch schon bald festgestellt, wie verspannt mein Nacken war, und daß ich, wie die meisten anderen Menschen auch, gebückt ging und mich auf Stühle fallen ließ. Ich habe bald danach herausgefunden, daß ich, sobald ich aufrecht auf dem Stuhl saß, sehr viel reger war und besser denken konnte. Meiner Ansicht nach besteht kein Zweifel daran, daß die Veränderung der Körperhaltung auch die geistige Haltung positiv beeinflußt. Ich muß jedoch sagen, daß die Technik nicht einfach zu erlernen war. Es war so, als müsse ich, nachdem ich durch einen Unfall gelähmt war, das Laufen wieder lernen. Es ist viel schwerer, als die meisten glauben, sich von eingefahrenen Gewohnheiten zu lösen.«

Für Andrea Midlin waren die Lektionen ein Segen, als sie ihren Mann nach einem Schlaganfall pflegen mußte. »Ich wüßte nicht«, sagte sie, »wie ich es ohne die Alexander-Technik jemals geschafft hätte, meinen Mann ständig hochzuheben. Das Wichtigste, was ich gelernt habe, war, daß die Technik die eigene Sichtweise vollkommen verändert. Der Austausch zwischen Körper und Geist funktioniert immer, und durch die Lektionen wird einem dies bewußt.

Die Lektionen haben dazu geführt, daß meine Batterien ausgetauscht und neu geladen wurden. Ich habe festgestellt, daß man, wenn man die ›Mittel, wodurch‹ ändert, wirklich etwas tut; man kann die täglichen Arbeiten, sogar den Abwasch, mit einer besseren Einstellung erledigen. Und all das hat positive Auswirkungen auf den Geist.«

Andrea fügte hinzu, daß die Alexander-Technik nicht einfach erlernt und dann wieder vergessen werden könne. »Man muß sie in den Alltag integrieren, und zwar für den Rest seines Lebens. Man gebraucht seinen Körper ganz bewußt anders, und man muß ständig daran arbeiten. Ich habe etwas gesucht, was mir in meinem Alltag helfen konnte, und für mich waren die Alexander-Lektionen die ersehnte Hilfe.«

Im nächsten Kapitel geht es um die Anwendung der Alexander-Lehre im Alltag.

6

Die praktische Anwendung

Obwohl die Alexander-Technik primär keine Selbsthilfe-Therapie ist, können ihre Grundsätze auch ohne Unterricht im Alltag angewendet werden.

Die drei wichtigsten Alexander-Prinzipien führen zur Primärkontrolle. Sie lassen sich so beschreiben:

- Der Nacken muß frei beweglich sein. Jeder sollte nach Möglichkeit versuchen, die Muskelanspannung im Nacken nicht zu erhöhen.
- Der Kopf muß sich vom Körper weg und nach oben bewegen, niemals nach hinten und unten, denn dadurch würde die Wirbelsäule zusammengedrückt.
- Der Rumpf muß sich strecken und dehnen können. Vermeiden Sie in jedem Fall eine Verkürzung des Rückens durch Wölben der Wirbelsäule.

Hinsetzen

Beim Hinsetzen sollten Sie sich von Ihrem Steißbein leiten lassen, und sich nicht durch Belastung Ihrer Kniegelenke einfach auf den Stuhl plumpsen lassen. Wenn Sie Ihr Gesäß ein wenig nach hinten strecken und sich dann mit gerader Wirbelsäule langsam dem Stuhl nähern, können Kopf und Hals natürlich folgen und die Belastung der gefährdeten Gelenke nimmt ab. Sobald Sie sich daran gewöhnt haben, werden Sie den Unterschied feststellen, und sich fragen, wie Sie sich jemals anders hinsetzen konnten. Achten Sie darauf, daß Sie niemals Ihre Beine übereinanderschlagen – Sie werden keinen Alexander-Lehrer finden, der dies tut. Vielen von uns ist diese Handlung so in Fleisch und Blut übergegangen, daß wir sie unbewußt und reflexartig ausführen; leider führt sie mit der Zeit zu einem körperlichen Ungleichgewicht.

Um das körperliche Gleichgewicht zu erhalten, sollten Ihre Beine beim Sitzen leicht gespreizt sein. Frauen haben gelernt, daß diese Stellung wenig damenhaft und unelegant sei, und deshalb haben Männer weniger Schwierigkeiten damit. Die richtige Art des Sitzens ist leichter zu verwirklichen, wenn Sie Hosen oder lange Röcke tragen.

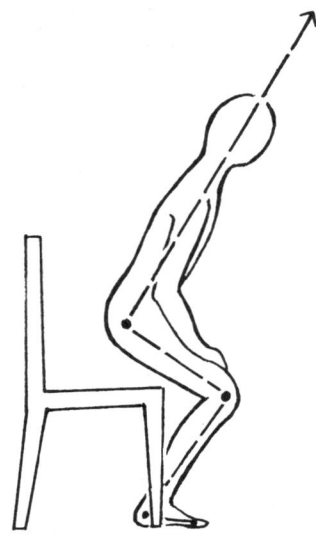

Wenn beim Aufstehen der Kopf die
Bewegung anführt, verringert sich die Schwerkraft,
die den Körper nach unten zieht

Beim Aufstehen sollte der Kopf die Bewegung anführen und der Rest des Körpers folgen; vermeiden Sie, die Knie zu belasten, wie es die meisten Menschen tun. Wenn Sie andere beim Aufstehen beobachten, werden Sie bald bemerken, daß die meisten viel zuviel Druck auf ihre Knie ausüben. Der fließende, natürliche Bewegungsablauf, den Alexander-Lehrer vermitteln wollen, macht das Aufstehen leichter, so daß Sie am Ende des Tages weniger müde sind. Diese Übung nützt besonders all denen, deren Arbeit sehr viel Sitzen und Stehen erfordert.

Liegen

Diese ausgezeichnete Alexander-Übung kann von jedermann am Ende des Tages durchgeführt werden. Um den bestmöglichen Erfolg zu erzielen, sollte man ungefähr 20 Minuten in dieser Position bleiben. Diejenigen, die noch nie versucht haben, so lange Zeit vollkommen ruhig zu liegen, können sich kaum vorstellen, wie schwierig es ist. Die Übung ist besonders wertvoll für die eiligen Menschen des Typs A, die alles möglichst schnell erledigen wollen und immer ungeduldig sind.

Legen Sie sich auf den Boden, nicht auf ein Bett, das als Unterlage zu weich ist. Schieben Sie nun zwei oder drei Bücher unter Ihren Kopf — bis Ihre Wirbelsäule ganz flach am Boden aufliegt und sich nicht mehr durchwölbt. Legen Sie die Arme locker neben sich auf den Boden und winkeln Sie die Beine an. Bleiben Sie in dieser Stellung mindestens 15 Minuten lang liegen, wenn Sie können länger, und atmen Sie dabei ganz natürlich ein und aus. Sie werden erstaunt sein, wie ausgeruht und energiegeladen Sie sich danach fühlen.

Durch diese Übung entdecken Sie jedes Ungleichgewicht in Ihrem Körper. Jede Steifheit, derer Sie sich vorher nicht bewußt waren, kommt zum Vorschein, und Sie werden Ihren eigenen Körper und Ihre Gelenke mit jedem Mal besser kennenlernen. Der Körper ist darüber hinaus in der Lage, sein Gleichgewicht wiederzuerlangen, das ihm vielleicht im Laufe des Tages durch falschen Gebrauch, schlechte Stühle oder Autositze abhanden gekommen ist.

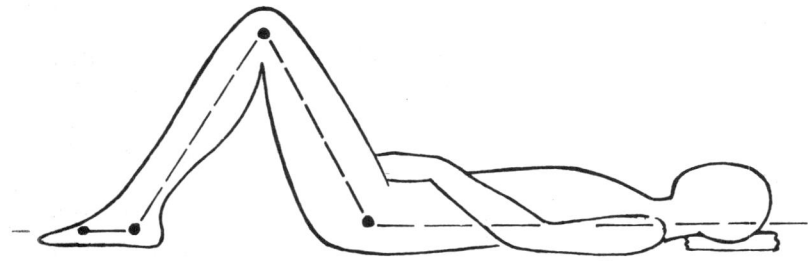

Wenn Sie auf dem Boden liegen,
wobei der Kopf durch eine geeignete Anzahl
von Büchern gestützt ist,
kann sich der Körper wieder ausrichten.

Die Liegeübung fördert die Entspannung und die richtige Atmung und durchbricht die tägliche Routine. Wenn irgend möglich, sollten Sie täglich üben und damit das Liegen zur Gewohnheit machen – anstelle des Drinks, den Sie sich vielleicht sonst genehmigen, wenn Sie nach Hause kommen. Besonders Geschäftsleute haben diese Übung als äußerst nützlich empfunden, wenn sie viel unterwegs waren und in fremden Hotels übernachteten. Sie verleiht neue Energie und Kraft, um selbst nach einem anstrengenden Tag den hektischen Trubel am Abend zu überstehen.

Körperliche Schwächen verstehen

Wie können Sie, da Ihnen Ihre Art des Gehens, Stehens und Sitzens höchstwahrscheinlich vollkommen normal vorkommt, wissen, ob Ihr Körper ausgerichtet ist oder nicht? Wilfred Barlow hat einen einfachen Test ausgearbeitet, mit dessen Hilfe jeder diese Frage für sich selbst beantworten kann (siehe hierzu die auf Seite 136 folgende Abbildung).

Stellen Sie sich mit dem Rücken zur Wand, wobei Ihre Fersen etwa 5 cm von der Wand entfernt sind und die Füße etwa 40 bis 50 cm auseinanderstehen. Achten Sie unbedingt darauf, daß jetzt noch kein Körperteil die Wand berührt.

Dann nähern Sie sich allmählich der Wand, wobei Ihre Füße fest auf dem Boden bleiben. Sofern Ihr Körper vollkommen ausgerichtet ist, müßten Ihre Schulterblätter und Ihre Gesäßbacken die Wand gleichzeitig berühren. Wenn Ihre Körperachse dagegen etwas abweicht, werden Sie feststellen, daß eine Seite Ihres Körpers die Wand zuerst berührt. Wenn Sie Ihr Becken zu weit vorschieben, werden Ihre Schultern die Wand vor Ihrem Gesäß berühren.

Sollte dies der Fall sein, drücken Sie Ihr Gesäß nach hinten bis an die Wand. Möglicherweise bleibt ein großer Abstand zwischen Ihrem unteren Rücken und der Wand. Verringern Sie nun diesen Abstand, indem Sie beide Knie beugen, wobei Ihre Fersen weiterhin fest auf dem Boden stehen.

Dr. Barlow erklärt, daß jeder Mensch, der seinen Körper falsch gebraucht, in dieser Stellung sehr schnell ermüdet. Diese Übung an der Wand dient dazu, daß der Bauch sich hebt und schlanker und straffer erscheint. Darüber hinaus fördert sie die Ausrichtung des ganzen Körpers.

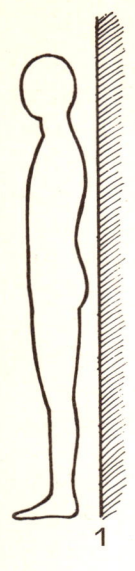

1

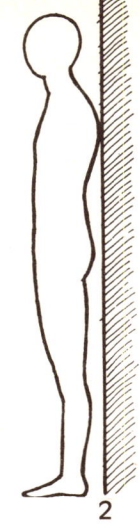

2

3

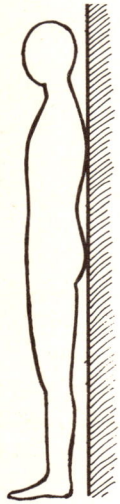

4

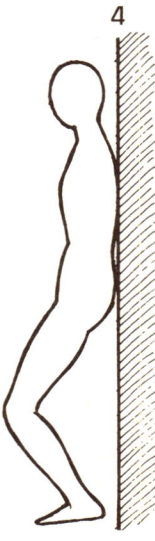

Bei diesen Übungen
an der Wand kommen die
Fähigkeiten des
Nichteingreifens und
der Anweisung zur
Anwendung

Stühle und Sitzen

Schlechte Körperhaltung und falsche Atemgewohnheiten entwickeln sich zum größten Teil unbewußt, werden aber durch falsch konstruierte Stühle begünstigt. Nur wenige Sitzmöbel werden nach strengen Alexander-Prinzipien gebaut.

Der ›Balans‹-Stuhl gewährleistet die Ausrichtung der Wirbelsäule. Obwohl sich manche Menschen nur schwer an ihn gewöhnen, ist er besonders denjenigen zu empfehlen, die den ganzen Tag lang an der Schreibmaschine oder am Computer sitzen, da auf diese Weise die Wirbelsäule gerade gehalten wird, ohne daß eine unnatürliche militärische Haltung eingenommen würde, die einen Hohlrücken begünstigt. Balans-Stühle sind so konstruiert, daß das Gewicht nicht auf den Beckenknochen lastet – das Becken ist ein weiterer Körperbereich, der im Laufe der Zeit sehr leicht steif und ›gesperrt‹ werden kann. Außerdem verhindern sie Kreuzschmerzen, von denen der heutige Mensch mit seiner sitzenden Lebensweise häufig geplagt wird.

Unabhängig davon, auf welchem Stuhl Sie sitzen, sollten Sie nach Möglichkeit immer daran denken, die Füße höher als das Becken zu lagern. Sie können Ihre Füße entweder auf einen Stapel von Telefonbüchern, einen Stuhl oder vielleicht auf einen niedrigen Tisch legen. Es ist nicht notwendig, daß Sie den ganzen Tag lang so sitzen, aber diese Stellung verringert die Belastung des Beckens und der Wirbelsäule und beugt damit Rückenschmerzen vor. Der Druck wird wenigstens für einige wertvolle Minuten gemildert. Was immer man tun kann, um eine schlechte Sitz- oder Stehgewohnheit zu ändern, sagte Alexander, zerstört ein Glied der Kette, die uns an die falsche Gewohnheit bindet.

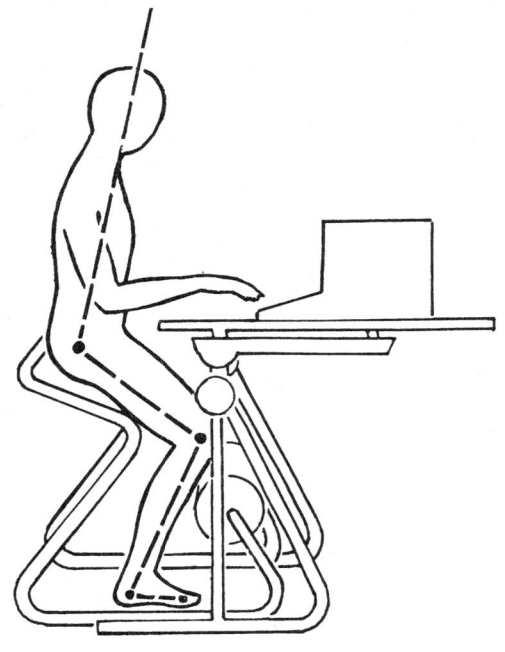

Ein ›Balans-Stuhl‹

Denken Sie immer daran, daß es in der Natur keine Stühle gibt, und daß Stühle unsere Körper, selbst wenn sie noch so gut sind, in unnatürliche Stellungen zwängen. Aus diesem Grund ist es sinnvoll, so oft wie möglich in die Hocke zu gehen. Sofern Sie nicht unbedingt sitzen müssen, sollten Sie hocken. Denjenigen, die die Hockstellung schon seit Jahren nicht mehr eingenommen haben, fällt dies anfänglich vielleicht sehr schwer. Trotzdem ist diese Stellung ein ausgezeichnetes Mittel, um das Gleichgewicht des Körpers wiederherzustellen.

Haltung

All die Dinge, die wir tagtäglich tun, wie Autofahren, Schreibmaschineschreiben, Bügeln, Gartenarbeit, kleine Kinder hochheben und Hausarbeit können eine schlechte Körperhaltung und somit Rücken- und Wirbelsäulenbeschwerden hervorrufen oder begünstigen. Nur wenige Menschen machen sich Gedanken über ihre Haltung oder über das, was sie ihrem Körper antun, wenn sie in aller Eile und Hetze ihre Routineaufgaben erledigen. Autofahren dient als bestes Beispiel dafür, wie leicht man schlechte Angewohnheiten entwickeln kann. Heutzutage bringen viele Menschen viele Stunden in ihrem Auto zu, und mit zunehmender Verbreitung des Autotelefons wird sich diese Tendenz noch verstärken.

Schmerzfrei Auto fahren

Die meisten Menschen, die von Berufs wegen Auto fahren oder aber lange Anfahrtszeiten in Kauf nehmen müssen, klagen früher oder später über schlimme Rückenschmerzen. Es ist tatsächlich so, daß, sofern die eigene Haltung nicht bewußt kontrolliert wird, jede Fahrt von chronischen Schmerzen begleitet wird. Sie sollten sich bemühen, Kopf- und Schultermuskeln zu entspannen, die Schultern nicht verkrampft hochzuziehen und den Kopf nicht steif hinten im Nacken zu halten. Wenn Sie sich während des Fahrens verspannt fühlen, können Sie beispielsweise die Rotphase einer Ampel für Schulterlockerungsübungen benutzen. Auch das Kreisen mit dem Kopf schafft hier Abhilfe.

Der Mensch ist von Natur aus nicht dafür geschaffen, stundenlang hinter dem Steuer eines Wagens zu sitzen, und neigt sehr leicht dazu, sich über dem Steuer hängenzulassen. Bei der Wahl eines Autos ist es deshalb wichtig, darauf zu achten, daß ein fester und anatomisch geformter Sitz Ihren Rücken stützt.* Ideal wäre es, wenn die Rückenlehne in Scheitel- statt in Schulterhöhe enden würde. Vorausgesetzt, Ihr Auto hat keinen solchen Sitz, sollten Sie überlegen, ob Sie nicht eine Nackenstütze einbauen lassen.**

Richtiges Hochheben und Gärtnern

Man kann Dinge richtig oder falsch hochheben. Jeder, der von Berufs wegen viel heben muß, sollte sich niemals über das Kind oder den älteren bettlägrigen Menschen oder das Möbelstück beugen, denn das hieße, Rücken- und Gelenkbeschwerden geradezu heraufbeschwören. Fleißige Gärtner sollten immer darauf achten, daß sie beim Unkrautjäten, Pflanzen oder Hacken immer in die Hocke gehen oder knien – und sich niemals hinunterbeugen. Für all diejenigen, denen das Knien schwerfällt, gibt es jetzt in allen Gartencentern Kniekissen, die in jedem Fall zu empfehlen sind. Wenn Sie Rasen mähen oder Hecken schneiden, sollten Sie sich niemals zuviel vornehmen, und wenn Sie unter Rückenschmerzen leiden, in keinem Fall die Hände über Kopfhöhe heben.

Das Wichtigste ist jedoch, daß Sie immer daran denken, sich zu der Arbeit hinunterzubegeben, anstatt sich zu bücken. Der Umgang mit schweren Gegenständen stellt eine große Belastung für den Rücken dar, doch auch hier gibt es, wie bei allem, den richtigen Weg. Denken Sie

---

* Ein weicher Sitz, in dem man versinkt, fördert Rückenbeschwerden.
** In England gibt es, im Gegensatz zu Deutschland, keine Vorschrift für Nackenstützen, d. h. auch alte Autos müssen nicht nachgerüstet werden.

immer zuerst an die ›Mittel, wodurch‹ — anstatt nur daran, die Last von einer Stelle an die andere zu bekommen.

Viele Menschen haben laut Christopher Hayne eine Abneigung dagegen, schwere oder schmutzige Gegenstände in die Nähe ihres Körpers zu bringen. Dabei sollten schwere Lasten gerade so nah wie möglich am Körper getragen werden. Industriearbeiter benutzen deshalb Schutzanzüge. Von entscheidender Bedeutung ist auch die richtige Stellung der Füße; sie sollten ungefähr in Bekkenbreite auseinanderstehen, ein Fuß etwas weiter vorn als der andere, damit der Stand stabil ist. Versuchen Sie die Last möglichst so zu halten, daß sie über der von den Füßen gebildeten Grundfläche liegt.

Vermeiden Sie, sich zu bücken, wenn Sie eine Last aufheben wollen. Die Wirbelsäule sollte gerade und nicht zur Seite verbogen sein. Gehen Sie in die Hocke und fassen Sie den Gegenstand nicht mit den Fingerspitzen, sondern mit der ganzen Hand, wobei die Ellenbogen dicht am Körper liegen. Auf diese Weise vermeiden Sie eine unnötige Belastung von Schultern- und Nackenmuskeln. Versuchen Sie niemals, irgend etwas hochzuheben, das zu schwer für Sie ist.

Reaktionen beobachten

Viele Menschen haben die Vorstellung, keine Kontrolle über ihre eigenen Reaktionen auf Reize zu haben, seien diese nun angenehm oder unangenehm. Dies ist jedoch vollkommener Unsinn. Sofern wir wollen, können wir unsere Reaktionen beeinflussen. Die beste Möglichkeit, die Alexander-Technik zu leben und körperliches Ungleichgewicht auf ein Minimum zu reduzieren, besteht vielleicht darin, nicht zu über-reagieren. Da man sich Reaktionen, wie alles andere auch, angewöhnen kann, muß man, wenn man lernen will, anders zu reagieren, sehr viel Übung und Disziplin aufbringen.

Das heißt jedoch nicht, daß es unmöglich wäre. Wenn Sie das nächste Mal in Wut geraten, halten Sie kurz inne, um zu überlegen, ob die Wut wirklich angebracht ist und ob sie positive Auswirkungen haben kann. Viele Menschen ärgern sich, wenn die Ampel auf Rot schaltet, wenn Züge Verspätung haben, oder wenn ein anderer eine Verabredung nicht einhält. Immer dann, wenn Sie wütend oder ärgerlich sind, sollten Sie sich fragen: Ändert meine Wut oder mein Ärger, egal wie groß, irgend etwas an dem Problem? Wird die Frage mit ›Nein‹ beantwortet, sollten Sie versuchen, sich dahingehend zu erziehen, in Zukunft gelassener zu reagieren. Auch alle Wut dieser Welt könnte nicht bewirken, daß ein Zug einfährt oder ein Verkehrsstau sich augenblicklich auflöst.

Ungeduld, Enttäuschung und Sorge sind im Grunde erlernte Gewohnheiten – die sich deshalb auch wieder verlernen lassen. Fragen Sie sich immer, welche positiven Auswirkungen Enttäuschung oder Sorge haben könnte. Wir sollten alle lernen zu begreifen, daß ›Sorge‹ ein vollkommen nutzloses Gefühl ist, das keinen Zweck erfüllt. Das einzige, was sie bewirkt, ist Angst, Unruhe und Anspannung. Wenn Sie sich das nächste Mal eine Familienserie ansehen, sollten Sie eine Strichliste führen, wie oft sich jeder um die anderen ›sorgt‹. Wir verstehen ›Sorge‹ als ›Zuwendung‹ – in Wirklichkeit haben diese beiden Gefühle jedoch überhaupt nichts gemeinsam! Wenn Sie sich sorgen, tun Sie nichts anderes, als negative Gedanken ohne positive Auswirkungen zu übertragen. Wenn Sie dagegen jemanden gern haben, heißt das, daß Ihnen sein Wohl am Herzen liegt, was auch so bleiben muß, wenn Sie in der Lage sein wollen, herauszufinden, was der andere möglicherweise braucht. Sorge verhindert, daß wir klar denken und klar handeln.

Furcht und Angst sind ebenfalls erlernte Reaktionen. Natürlich dient ein gewisses Maß an Furcht und Angst als Schutzmechanismus, aber die meisten gehen mit sehr viel mehr Angst und Furcht durchs Leben, als durch irgendeine Situation gerechtfertigt wäre. Die richtige Atmung – tief und regelmäßig – trägt viel dazu bei, Angst abzubauen. Auch die Fragen »Was kann schlimmstenfalls passieren?« und »Wirkt sich meine Angst positiv auf mich oder andere aus?« haben ähnliche Wirkung. In der Regel lautet die Antwort auf solche Fragen ›nein‹.

Es ist nicht einfach, sich von der Angst, an die wir uns so sehr gewöhnt haben, freizumachen. Diese Angst zeigt sich immer in der körperlichen Haltung. Wenn Sie lernen, aufrecht zu stehen, richtig zu liegen und zu sitzen, tragen Sie dazu bei, die Angst aus Ihrem Körper und Ihrem Geist zu vertreiben.

Die amerikanische Psychologin Susan Jeffers schreibt in ihrem Buch *Feel the Fear and Do it Anyway*, daß grundlose Angst nur verschwindet, wenn man genau das tut, wovor man sich fürchtet. Wenn Sie beispielsweise Angst haben, in der Öffentlichkeit zu sprechen, zwingen Sie sich dazu, selbst wenn Sie es nur im kleinen Rahmen tun. Dadurch verschaffen Sie sich ein Gefühl der Befriedigung und Selbstachtung, das entscheidend zu Ihrer Gesundheit beiträgt. Die verinnerlichte Angst zerstört die Haltung, die Harmonie und das Gleichgewicht des Körpers – und macht Sie darüber hinaus im wahrsten Sinne des Wortes zu einem Nervenbündel. Durch die Beschäftigung mit der Alexander-Technik wissen wir jetzt, daß man Körper und Geist nicht trennen kann, sondern im Gegenteil alles daransetzen muß, daß die beiden in harmonischer Gemeinschaft leben.

Michael Gelb, Autor des Buches *Körperdynamik*, schreibt, daß die meisten von uns fast ständig in einem Gefühl der Anspannung leben. Er bezeichnet dies als typische Überreaktion auf unsere Umwelt. Er rät, daß man, wenn die Türglocke oder das Telefon läutet, nicht sofort aufspringt, sondern kurz innehält, um erst dann zu reagieren. Dadurch entsteht eine innere Ruhe, die nicht vorhanden ist, wenn man sofort loseilt.

Jedesmal, wenn wir zu dieser Gelassenheit in unserem Leben finden, überträgt sie sich unverzüglich auf unsere Organe, Muskeln und Gelenke. Und wenn wir umgekehrt eine Überanstrengung der Muskeln vermeiden, trägt dies zu größerer Gelassenheit im Geist bei.

Obwohl man sagen muß, daß die Alexander-Technik ohne Lehrer nicht vollständig zu begreifen ist, bedeutet das nicht, daß wir nichts tun könnten, um uns selbst zu helfen. Die grundlegenden Prinzipien, die in diesem Buch beschrieben sind, lassen sich gut im Alltag anwenden und tragen dazu bei, daß der Streß nachläßt.

Die vielleicht wichtigste Erfahrung bei der Alexander-Therapie ist, daß wir den Zustand unseres Geistes und unseres Körpers sehr wohl beeinflussen können. Eine gute Haltung, der richtige Gebrauch des Körpers und positives Denken haben wir zum größtenteil selbst in der Hand – wir können uns jedoch auch dafür entscheiden, mißgestaltete Opfer unserer Krankheiten zu werden, deren Geist mit negativen, nutzlosen Gedanken vollgepfropft ist.

Obwohl niemand die Macht der Gewohnheit – und die Ausdauer, die nötig ist, um diese lebenslangen Gewohnheiten zu verlernen – unterschätzen sollte, sind alle, die Alexander-Unterricht genommen und die Grundsätze verinnerlicht haben, einhellig der Meinung, daß sich die Mühe überaus lohnt.

Anhang

Literatur

Alexander, F.M.: *Constructive Conscious Control of the Individual.* Methuen, London 1923.

Alexander, F.M.: *Man's Supreme Inheritance.* Dutton, New York 1910.

Alexander, F.M.: *The Alexander Technique: Essential Writings of F.M. Alexander* edited by Edward Maisel. Thames and Hudson, 1974; deutsch: Maisel, Edward (Hrsg.): *Die Grundlagen der Alexander-Technik.* Heidelberg 1985.

Alexander, F.M.: *The Use of the Self.* Dutton 1932; deutsch: *Der Gebrauch des Selbst.* München 1988.

Barker, Sarah: *The Alexander Technique.* Bantam, 1978; deutsch: *Haltung zeigen. Das Praxisbuch zur Alexander-Technik.* München 1989.

Barlow, Marjory: *Die Lehre des F. Matthias Alexander.* Alexander-Gedächtnis-Vortrag vom November 1965; zu beziehen über die G.L.A.T.

Barlow, Wilfred: *The Alexander Principle.* Arrow 1984; deutsch: *Die Alexander-Technik.* München 1983.

Bunyan, John: *The Pilgrim's Progress.* Oxford 1928; deutsch: *Pilgerreise zur seligen Ewigkeit.* Dillingen 1922.

Friedman, Meher, Ray Rosenman: *Type A Behaviour and Your Heart.*

Gelb, Michael: *Body Learning: An Introduction to the Alexander Technique.* Aurum Press, 1981; deutsch: *Körperdynamik.* Frankfurt 1983.

Hafen, B., K. Frandsen: *An A – Z of Alternative Medicine.* Sheldon Press, 1984.

Hayne, Christopher R.: *Total Back Care.* Dent, 1987.

Huxley, Aldous: *Ends and Means*. Chatto and Windus, 1940; deutsch: *Ziele und Wege. Eine Untersuchung des Wesens der Ideale und der Mittel zu ihrer Verwirklichung*. Berlin / Bielefeld 1949.

Huxley, Aldous: *Eyeless in Gaza*. Grafton, 1986; deutsch: *Geblendet in Gaza*. München 1953.

Jeffers, Susan: *Feel the Fear and Do it Anyway*. Century, 1988.

Lewis, David: *The Alpha Plan*. Methuen, 1986.

Melville, Arabella, Colin Johnson: *Cured to Death – The Effects of Prescription Drugs*.

Stevens, Chris: *Alexander-Technique*. Macdonald Optima, London 1987; deutsch: *Alexander-Technik. – Ein Weg zum besseren Umgang mit uns selbst*. Basel 1989.

Nationale Gesellschaften der Lehrer der F. M. Alexander-Technik

Deutschland:

G. L. A. T. — Gesellschaft der Lehrer der F. M. Alexander-Technik e. V., Postfach 5312, 7800 Freiburg, Telefon 0761-475995.

Schweiz:

SLVAT — Schweizerischer Verband der Lehrer der F. M. Alexander-Technik, Postfach, CH-8032 Zürich.

England:

STAT — Society of Teachers of the Alexander-Technique; 10, London House, 266 Fulham Road, London, SW10 9EL.

Lehrer der
F. M. Alexander-Technik

1000 Berlin 21
  Molle Elisabeth, Lehrter Str. 57, Tel. 030-3947396
1000 Berlin 62
  Riechardt Jörg, Vorbergstr. 14, Tel. 030-7848156
1000 Berlin 41
  Lorenzi Lucas, Holsteinische Str. 15, Tel. 030-8592579
2000 Hamburg 76
  Kevan Nadia, Grillparzerstr. 13, Tel. 040-2208124
2000 Hamburg 76
  Pullmann Jan, Hofweg 6, Tel. 040-2204831
2000 Hamburg 76
  Stevens Chris, c / o Kevan N., Grillparzerstr. 13
2000 Hamburg 13
  Traber Michael, Heimhuder Str. 48, Tel. 040-455141
2105 Seevetal 1
  Thanawalla Sadru, Eichendorffstr. 8, Tel 04105-52712
2300 Kiel
  Lösch Ralf Peter, s. 5000 Köln
2370 Rendsburg
  Lösch Ralf Peter, s. 5000 Köln
2400 Lübeck
  Pullmann Jan, s. 2000 Hamburg
2800 Bremen
  Pullmann Jan, s. 2000 Hamburg
2900 Oldenburg
  Schute Anita, Kurwickstr. 14 / 15, Tel. 0441-17801
3000 Hannover
  Johansson-Tadken Bo u. Elke, s. 3050 Wunstorf

3050 Wunstorf
  Johansson-Tadken Bo u. Elke, Neue Straße 9, Tel. 05031-15476
3200 Hildesheim
  Johansson-Tadken Bo u. Elke, s. 3050 Wunstorf
3300 Braunschweig
  Bartmann Klaus-A., s. 7800 Freiburg i. Br.
3500 Kassel
  Slanitz Marion, Johannesstr. 7, Tel. 0561-25582
3513 Staufenberg
  Straakolder Monika, Am Sonnenhang 10, Tel. 05543-1707
4000 Düsseldorf 1
  Hobbs H. Stanton, Cranachstr. 8, Tel. 0211-669389
4040 Neuss
  Cantor Annette, Grimlinghauser Brücke 52, Tel. 02101-150202
4300 Essen
  Lösch Ralf Peter, s. 5000 Köln
4400 Münster
  Köhler Walter, Moränenstr. 30, Tel. 02501-6397
  Hobbs H. Stanton, s. 4000 Düsseldorf
4800 Bielefeld
  Johannson-Tadken Bo u. Elke, s. 3050 Wunstorf
5000 Köln
  Johannson-Tadken Bo u. Elke, s. 3050 Wunstorf
  Kevan Nadia, s. 2000 Hamburg 76
5000 Köln 60
  Lösch Ralf Peter, Nieheler Kirchweg 59, Tel. 0221-762349
5500 Trier
  Batt-Kauffmann Marie-Claire, Clara-Viebigstr. 11
6000 Frankfurt 60
  Ebersoll-Bellinger Claudia, Bergerstr. 422, Tel. 069-457387
6000 Frankfurt 1
  Timm Christa, Glauburgstr. 58, Tel. 069-598530
6050 Offenbach
  Feuchter Ralph, Bibererstr. 163, Tel. 069-857836
6200 Wiesbaden
  Ebersoll-Bellinger Claudia, s. 6000 Frankfurt
  Schönenberger Herri, s. 6368 Bad Vilbel

6368 Bad Vilbel
  Schönenberger Herri, Gronauer Weg 28, Tel. 06101-88439
6500 Mainz
  Schönenberger Herri, s. 6368 Bad Vilbel
6600 Saarbrücken
  Schnaider Bruno, s. 7800 Freiburg i. Br.
6729 Rheinzabern
  Bauer-Krutz Angelika u. Krutz Karsten, Feldstr. 10 e,
  Tel. 07272-71935
6740 Landau
  Bauer-Krutz Angelika u. Krutz Karsten, s. 6729 Rheinzabern
6900 Heidelberg
  Bartmann Klaus-A., s. 7800 Freiburg i. Br.
  Lamp Moniala-Claudia, Hildastr. 31, Tel. 06221-15294
  Müller Rachel, Alstater Str. 35 a, Tel. 06221-72374
6917 Schönau-Altneudorf
  Valentin Ulrich, An der Klinge 24, Tel. 06228-8746
7000 Stuttgart
  Homeier Kerstin, s. 7500 Karlsruhe
7000 Stuttgart 1
  Paulu Laura Ellen, Mozartstr. 42, Tel. 0711-6494271
  Tölle Ulfried, Urbanstr. 55, Tel. 0711-2261337
7100 Heilbronn
  Balzer Iris, Güldensteinstr. 91, Tel. 07131-164679
7290 Freudenstadt
  Bartmann Klaus-A., s. 7800 Freiburg i. Br.
7407 Rottenburg
  Hittinger Michael, Amselweg 2, Tel. 07472-22099
  Unterrichtsraum: Herrenberger Str. 23, 7400 Tübingen
7500 Karlsruhe
  Bauer-Krutz Angelika u. Krutz Karsten, s. 6729 Rheinzabern
  Homeier Kerstin, Yorckstr. 30, Tel. 0721-853721
7505 Ettlingen
  Bauer-Krutz Angelika u. Krutz Karsten, s. 6729 Rheinzabern
7570 Baden-Baden
  Eck Sandra, Ooser Gartenstr. 18, Tel. 07221-62204
7630 Lahr
  Bautzmann Ulrich, s. 7801 March-Hugstetten

7710 Donaueschingen
  Schmidt Regine, s. 7800 Freiburg
7800 Freiburg i. Br.
  Armon Dan, Guntramstr. 11, Tel. 0761-289527
  Bartmann Klaus-A., Wihlerweg 7, Tel. 0761-43336
  Dierolf Renate, Pochgasse 8, Tel. 0761-54568
  Dreyer-Mickausch Axel, Talstr. 38, Tel. 0761-702353
  Faust Elisabeth, Sickingerstr. 4, Tel. 0761-66350
  Fortwängler Aranka u. Peter, Adelhauser Str. 10,
      Tel. 0761-30387
  Friesinger Madeleine-A., Ettenheimer Str. 20,
      Tel. 0761-506365
  Haizmann Otto, Lehenerstr. 21, Tel. 0761-281800
  Hanefeld Wilfried u. Nicola, Guntramstr. 11, Tel. 0761-289524
  Krieg Gerlinde, Wölflinstr. 17, Tel. 0761-25712
  Ruschmann Elisa u. Eckart, Schlierbergstr. 31, Tel. 0761-402958
  Schmidt Regine, Im Grün 10, Tel. 0761-382127
  Schmitz Frauke, Hummelstr. 16, Tel. 0761-77416
  Schnaider Bruno, Maria-Theresia-Str. 11, Tel. 0761-702496
  Schweizer Ilse, Gallwitzstr. 66, Tel. 0761-402889
  Tschaikowski Walter, Zasiusstr. 72, Tel. 0761-72972
7801 March-Hugstetten
  Bautzmann Ulrich, Ludwig-Reithmeyer-Str. 14, Tel. 07665-1275
  Uhrner Helga, Landstr. 45, Tel. 07665-41394
7801 Umkirch
  Schüler Thomas, In der Breite 8, Tel. 07665-6668
7808 Waldkirch
  Schäfer Brigitte, Hödlerstr. 6, Tel. 07681-1627
7813 Staufen
  von der Goltz Gunhild, Strenzleweg 14, Tel. 07633-5661
7813 Staufen 3
  Feuerbach Karoline, Katzenstuhlweg 2, Tel. 07633-82872
7814 Breisach
  Krieg Gerlinde, s. 7800 Freiburg i. Br.
7830 Emmendingen
  Schweizer Ilse, s. 7800 Freiburg i. Br.
7840 Müllheim
  Schneider Ellen, Habsperstr. 17, Tel. 07631-8310

7862 Hausen i. W.
  Drain David, Teichstr. 11, Tel. 07622-7835
7900 Ulm
  Bartmann Klaus-A., s. 7800 Freiburg
8000 München
  Balzer Barbara Katharina u. Christian, s. 8311 Buch a. E.
8000 München 2
  Berroth Bertold, Maistr. 28, Tel. 089-535840
8000 München 19
  Hiller Barbara, Renatastr. 58, Tel. 089-1231678
8000 München 40
  Hoffmann Renata, Bauerstr. 29, Tel. 089-2714923
  Holland Mary, Schleißheimer Str. 173, Tel. 089-3087619
8000 München 80
  Jacoby Andreas, Pariser Str. 19, Tel. 089-483378
8000 München 40
  Marschall Holger, Konradstr. 2, Tel. 089-393721
8000 München 90
  O'Reilly Inge, Pennstr. 31, Geb. 353 / C5, Tel. 089-6900827
8000 München 5
  Pabst Olga M., Rumfordstr. 22 B, Tel. 089-2285685
8000 München 19
  Stadelmaier Erika, Magdalenenstr. 24
8000 München 40
  Süsstrunk Daniel, Herzogstr. 7, Tel. 089-338027
  Wipperfürth Hansjörg, Elisabethstr. 55, Tel. 089-1291125
8031 Gilching
  Fahrenkamp-Brandt Gabriele, Fuchsgraben 1, Tel. 08105-1532
8201 Pittenhart
  Frieling Elisabeth, Gut Heinrichsberg, Tel. 08624-4246
8300 Landshut
  Balzer Barbara Katharina u. Christian, s. 8311 Buch a. E.
8311 Buch am Erlbach
  Balzer Barbara Katharina u. Christian, Thann 63,
     Tel. 08762-716
8500 Nürnberg
  Berroth Berthold, s. 8000 München

8700 Würzburg
  Ebersoll-Bellinger Claudia, s. 6000 Frankfurt
8880 Dillingen
  Wipperfürth Marianne, Luidlstr. 9, Tel. 09071-9690
8950 Kaufbeuren
  Fahrenkamp-Brandt Gabriele, s. 8031 Gilching
A-5020 Salzburg
  Parkinson Michael, s. A-1030 Wien
A-1030 Wien
  Parkinson Michael, Salesianergasse 15/12,
    Tel. 0043-222-7349605
CH-4053 Basel
  Dümig Eva, Alemannengasse 4, Tel. 0041-61-6912867
NL-6828 ZL Arnheim
  Bredius Louise, de Rijpstraat 16, Tel. 0031-85-432770

Ausbildung zum Lehrer der F.M. Alexander-Technik

Die Ausbildung zum Lehrer der F.M. Alexander Technik erfolgt an anerkannten Schulen oder Instituten.

Die Anerkennung wird nach den Richtlinien der G.L.A.T. oder nach den Richtlinien der jeweiligen nationalen Gesellschaft im internationalen Verbund der Gesellschaften der Lehrer der F.M. Alexander Technik ausgesprochen.

Die Ausbildung umfaßt 1600 Unterrichtsstunden à 60 Min. über einen Zeitraum von mindestens drei Jahren, in der Regel 15 Unterrichtsstunden wöchentlich während 35 Wochen pro Jahr.

Die Ausbildungskosten betragen an den Schulen in Deutschland z. Zt. 36 Monatsbeträge von je DM 600, –.

Weitere Informationen erhalten Sie über die einzelnen Schulen:

Ausbildungszentrum für F.M. Alexander Technik
Danny McGowan, Borstellstr. 42, W-1000 Berlin 41

Schule für F.M. Alexander Technik
Chris Stevens, Grillparzerstr. 13, 2000 Hamburg 76

Schule für F.M. Alexander Technik
Stanton Hobbs, Cranachstr. 8, 4000 Düsseldorf 1

Schule für F.M. Alexander Technik in der GTP e.V.
Eckart und Elisa Ruschmann, Schlierbergstr. 31,
7800 Freiburg i. Br.

Schule für F.M. Alexander Technik, Freiburg e.V.
Ausbildungsklasse Dan Armon, Wilfrieed Hanefeld
Guntramstr. 11, 7800 Freiburg i. Br.
Ausbildungsklasse Giora Pinkas, Aranka Fortwängler
Adelhauserstr. 10, 7800 Freiburg i. Br.

Schule für F.M. Alexander Technik
Mary V. Holland, Schleißheimer Str. 173, 8000 München 40

Über Ausbildungsgänge im Ausland können Sie sich bei den jeweiligen nationalen Gesellschaften der F.M. Alexander-Technik informieren; die Anschriften finden Sie auf Seite 148.

Register

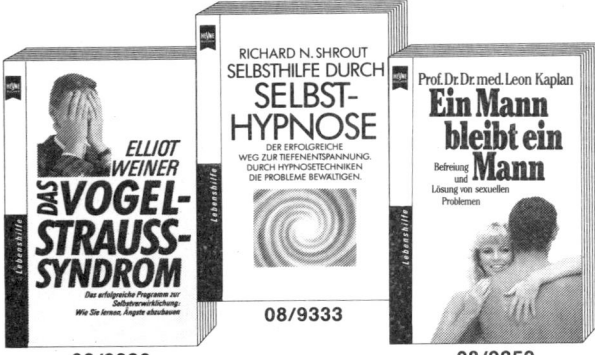
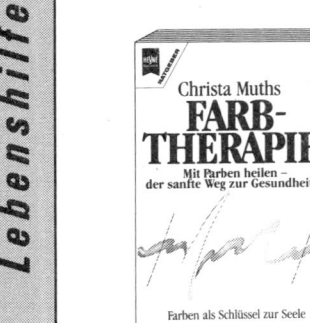
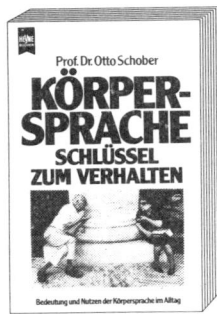